歯学生の口腔インプラント学
Oral Implantology for Dental Students

監修：髙森　等
　　　　佐藤淳一

編集：尾関雅彦
　　　　春日井昇平
　　　　加藤仁夫
　　　　笹倉裕一
　　　　佐藤淳一
　　　　嶋田　淳
　　　　髙森　等
　　　　萩原芳幸
　　　　矢島安朝

（五十音順）

● 執筆者一覧（五十音順）

日本歯科大学生命歯学部 発生・再生医科学講座 講師
井出吉昭

鶴見大学歯学部附属病院 口腔顎顔面インプラント科 助教
上野大輔

日本歯科大学附属病院 口腔インプラント診療科 准教授
小倉　晋

昭和大学歯学部 インプラント歯科学講座 教授
尾関雅彦

東京医科歯科大学大学院医歯学総合研究科 インプラント・口腔再生医学分野 教授
春日井昇平

日本大学松戸歯学部 歯科外科学系 口腔インプラント学 教授
加藤仁夫

鶴見大学歯学部附属病院 口腔顎顔面インプラント科 臨床助手
小林真理子

神奈川歯科大学 特任教授，小山記念病院 顧問
笹倉裕一

鶴見大学歯学部附属病院 口腔顎顔面インプラント科 准教授
佐藤淳一

明海大学歯学部 病態診断治療学講座 口腔顎顔面外科学Ⅰ分野 教授
嶋田　淳

奥羽大学歯学部 歯科補綴学講座 口腔インプラント学 教授
関根秀志

日本歯科大学 名誉教授
髙森　等

明海大学歯学部 病態診断治療学講座 高齢者歯科学分野 講師
田村暢章

日本大学歯学部 歯科補綴学第Ⅲ講座 准教授
萩原芳幸

東京歯科大学 口腔インプラント学講座 講師
本間慎也

東京歯科大学 口腔インプラント学講座 教授
矢島安朝

医歯薬出版株式会社

This book was originally published in Japanese
under the title of :
SHIGAKUSEI NO KOUKŪ INPURANTOGAKU
(Oral Implantology for Dental Students)

Editors:

TAKAMORI, Hitoshi et al.

TAKAMORI, Hitoshi
   Professor, Nippon Dental University

© 2014 1st ed.

ISHIYAKU PUBLISHERS, INC.
  7-10, Honkomagome 1 chome, Bunkyo-ku,
  Tokyo 113-8612, Japan

序　文

　1960年代半ばに登場したオッセオインテグレーテッドインプラントによりインプラント治療は飛躍的に発展し，現在では歯の欠損治療の一つとして確固たる地位を得ている．これには科学的根拠に裏付けられたインプラントであることが第一に挙げられる．つぎに，術式が確立され安全・安心な治療であること，優れた長期臨床成績を示し，適応範囲が広いこと，さらに当初は機能回復が主であったが審美性の回復も可能となったことが挙げられる．一方，新聞やムック本などのインプラント特集記事の影響もあって一般の認知度が高まり，患者が希望する治療となっている．反面トラブルに関する報道が続いたため，危ない治療という風潮が広まっているのも確かである．こうした状況下においては，インプラント治療を行っていない歯科医師でもインプラント治療の基礎的な知識をもっていることが必要であり，行っている歯科医師は確かな臨床的知識と技量が要求される．そのため，基礎および臨床の両方において偏りのない体系づけられた教育の重要性が指摘され，将来治療を行う／行わないにかかわらず卒前教育の必要性が叫ばれるようになってきた．

　こうした背景もあり，全国の歯科大学や大学歯学部で口腔インプラント学の講義が行われるようになった．しかし，口腔インプラント学は解剖学などの基礎系学問や歯科補綴学，口腔外科学などの臨床系の学問を含む「多領域連携型の包括学問」のため，どの時点でどの程度の教育を行っていくべきかが大きな課題となっていた．そうした中，学会や複数の大学が協同でカリキュラムを検討し作成した．

　一方，関東地区9歯科大学・歯学部ではインプラント科（センター）の責任者が各々の大学のインプラント治療や教育の現状について意見交換する場として，平成19年11月に「インプラント教育を考える会」を発足させた．協議を重ね，共通の口腔インプラント学のシラバスを作成し，これをもとにした教科書を作成した．作成に際し，一般目標（GIO）を「将来，欠損補綴の回復方法を適切に患者に提供するために，インプラント治療に関する基礎的知識，技能，態度を修得する」と定め，基礎から臨床にいたる普遍的な知識を習得できる内容とした．執筆にあたっては，各自の専門分野を中心に分担し，できるだけ簡潔に，使用する用語に関しては公益社団法人日本口腔インプラント学会編『口腔インプラント学学術用語集 第3版』に準拠するように努めた．

　本書は，学生の入門書と位置付けているが，インプラント治療を行っていない歯科医師はもちろんのこと，行っている歯科医師にとっても知識の再確認になるものと確信している．

2014年7月

編集者一同

歯学生の口腔インプラント学

目　次

第1章　口腔インプラント学の基礎

Ⅰ　インプラント治療の歴史 …………………………………… 髙森　等，小倉　晋●2
1. 歯内骨内インプラント ……………………………………………………………… 3
2. 骨膜下インプラント ………………………………………………………………… 3
3. 骨内インプラント …………………………………………………………………… 3
4. 材料の変遷 …………………………………………………………………………… 4

Ⅱ　インプラント材料と生体反応 ……………………………………………… 春日井昇平●6
1. オッセオインテグレーションの概念 ……………………………………………… 6
2. インプラント表面と上皮・結合組織・骨組織の反応 …………………………… 7
3. インプラントの表面性状 …………………………………………………………… 7

Ⅲ　インプラント治療に必要な局所解剖 ……………………… 井出吉昭，髙森　等●9
1. 上顎骨の構造 ………………………………………………………………………… 9
2. 下顎骨の構造 ………………………………………………………………………… 11
3. 皮質骨 ………………………………………………………………………………… 12
4. 海綿骨 ………………………………………………………………………………… 13
5. 血管 …………………………………………………………………………………… 13
6. 神経 …………………………………………………………………………………… 15

Ⅳ　インプラント周囲組織と歯周組織の構造の違い ………………… 春日井昇平●17
1. インプラント周囲組織 ……………………………………………………………… 17
2. 歯周組織 ……………………………………………………………………………… 17

Ⅴ　インプラントの生理学的特徴 ……………………………………………… 春日井昇平●19
1. インプラントと天然歯の感覚受容の相違 ………………………………………… 19

第2章　口腔インプラント治療の特徴

Ⅰ　インプラント治療の特徴 ………………………………………………………… 関根秀志●20
1. インプラントの利点と欠点 ………………………………………………………… 20
2. 従来の補綴治療との比較 …………………………………………………………… 20
3. 可撤性義歯との比較 ………………………………………………………………… 20

iv

II 基本構造 ……佐藤淳一, 小林真理子 22
1. インプラントの基本構造 …… 22
2. インプラントの構成要素 …… 22
3. ワンピースインプラント …… 23
4. ツーピースインプラント …… 24
5. 1回法インプラントと2回法インプラント …… 24
6. アバットメント …… 24
7. インプラント体とアバットメントの連結機構 …… 25

III 成功基準および治療成績 ……佐藤淳一, 上野大樹 26
1. インプラントの成功基準（1998年トロント会議） …… 26
2. インプラントの成功率と残存率 …… 26
3. 上部構造の残存率 …… 27

IV 適応症と禁忌症 ……矢島安朝 29
1. 全身状態 …… 29
2. 局所状態 …… 30

V リスクファクター ……矢島安朝 31
1. 全身的リスクファクター …… 32
2. 局所的リスクファクター …… 34

VI 治療の手順 ……本間慎也, 矢島安朝 37
1. 診察・検査 …… 37
2. 治療計画 …… 37
3. インフォームドコンセント …… 37
4. インプラント埋入手術 …… 37
5. アバットメント連結手術 …… 38
6. 上部構造の製作 …… 39
7. メインテナンス …… 40

VII 埋入時期と治癒期間 ……佐藤淳一 41
1. インプラント体埋入の骨の創傷治癒 …… 41
2. 初期固定 …… 41
3. 荷重時期 …… 42

第3章 治療計画（診察・検査・診断）

I 診察と検査 ……嶋田 淳, 田村勝章 44
1. 医療面接 …… 44
2. 全身および局所の診察 …… 45

　　　　3. 術前臨床検査 ………………………………………………………… 45
　　　　4. 補綴学的検査 ………………………………………………………… 46
　　　　5. 歯周病学的検査 ……………………………………………………… 47
　　　　6. 放射線学的検査 ……………………………………………………… 48

　　Ⅱ 診断用ワックスアップと診断用ガイドプレート …… 本間慎也, 矢島安朝● 50
　　　　1. 埋入位置 ……………………………………………………………… 50
　　　　2. 埋入本数 ……………………………………………………………… 51

　　Ⅲ 治療計画の立案 ……………………………………………… 萩原芳幸● 52
　　　　1. インプラントの治療計画の特徴 …………………………………… 53

　　Ⅳ インフォームドコンセント ………………………………… 髙森　等, 小倉　晋● 56

第4章　治療法（外科）●●●●

　　Ⅰ 消毒と滅菌および手術準備 ……………………………………… 嶋田　淳● 58
　　　　1. 院内感染予防を踏まえたインプラント関連器材の術前準備
　　　　　　―滅菌・消毒・洗浄― ……………………………………………… 58
　　　　2. インプラント手術前の患者管理 …………………………………… 59
　　　　3. 手術環境の準備 ……………………………………………………… 60
　　　　4. 術者・スタッフの準備における院内感染予防対策 ……………… 61

　　Ⅱ 全身管理と麻酔法および鎮静法 ………………………… 笹倉裕一● 62
　　　　1. 全身管理 ……………………………………………………………… 62
　　　　2. 麻酔法 ………………………………………………………………… 63
　　　　3. 鎮静法 ………………………………………………………………… 63

　　Ⅲ 外科術式 ……………………………………………………… 笹倉裕一● 64
　　　　1. 2回法術式 …………………………………………………………… 64
　　　　2. 1回法術式 …………………………………………………………… 67

　　Ⅳ インプラント関連術式の種類とその特徴 ……………… 加藤仁夫● 68
　　　　1. 骨造成（増生）……………………………………………………… 68
　　　　2. 軟組織のマネジメント ……………………………………………… 73

第5章　治療法（補綴）●●●●

　　Ⅰ インプラント上部構造の種類 ……………………………… 萩原芳幸● 76
　　　　1. 上部構造の種類と補綴設計の要点 ………………………………… 76

2. 可撤性上部構造（オーバーデンチャー） 76
3. 固定性上部構造 77
4. インプラント上部構造に使用する材料 79

Ⅱ 印象採得 　春日井雅彦● 81
1. 上部構造がクラウンやブリッジの場合 81
2. 上部構造がオーバーデンチャーの場合 81

Ⅲ アバットメントの選択 　春日井雅彦● 85
1. アバットメントとは 85
2. アバットメントの選択 85
3. アバットメントの分類 85

Ⅳ 上部構造の製作 　春日井雅彦● 88
1. 上部構造の製作手順 88
2. 咬合採得 88
3. 暫間補綴装置の製作と装着 89
4. フレームワークの製作と試適 90
5. 最終上部構造の完成と装着 92

Ⅴ 顎顔面補綴および矯正治療へのインプラント応用 　佐藤淳一● 94
1. 顎補綴へのインプラント応用 94
2. 顔面補綴へのインプラント応用 94
3. 矯正治療へのインプラント応用 95

第6章　メインテナンス

Ⅰ メインテナンスの方法 　加藤仁夫● 96
1. 患者教育 96
2. ブラッシング 96
3. スケーリング 97

Ⅱ インプラント周囲組織の管理 　加藤仁夫● 98
1. リコール時の検査と評価 98
2. リコール時の検査項目と対応 98
3. リコールの時期と間隔 99

Ⅲ 維持管理，咬合評価，悪習癖の検査 　春日井雅彦● 100
1. 上部構造の維持管理 100
2. 咬合評価 100
3. 悪習癖の検査 102

第7章　合併症

Ⅰ　手術に関連する合併症 ……………………………………………… 笹倉裕一　104
1. 全身疾患に関連するもの ……………………………………………………… 104
2. 局所に関連するもの …………………………………………………………… 105

Ⅱ　補綴に関する合併症 ………………………………………………… 萩原芳幸　109
1. 材料・補綴学的要因 …………………………………………………………… 109
2. 咬合および生体力学的要因 …………………………………………………… 112
3. 審美的要因 ……………………………………………………………………… 113

Ⅲ　インプラント周囲炎 ………………………………………………… 嶋田　淳　114
1. インプラント周囲粘膜炎 ……………………………………………………… 114
2. インプラント周囲炎 …………………………………………………………… 115

Ⅳ　その他の合併症 ……………………………………………………… 佐藤淳一　117
1. インプラント治療による骨折 ………………………………………………… 117
2. 誤嚥・誤飲 ……………………………………………………………………… 117
3. インプラント関連手術に起因する上顎洞炎 ………………………………… 118
4. インプラント周囲の骨吸収 …………………………………………………… 118

参考文献 ……………………………………………………………………………… 120

索　　引 ……………………………………………………………………………… 125

歯学生の
口腔インプラント学
Oral Implantology for Dental Students

- 第1章 口腔インプラント学の基礎
- 第2章 口腔インプラント治療の特徴
- 第3章 治療計画（診察・検査・診断）
- 第4章 治療法（外科）
- 第5章 治療法（補綴）
- 第6章 メインテナンス
- 第7章 合併症

第1章 口腔インプラント学の基礎

I インプラント治療の歴史

　　インプラントの歴史は古く，紀元前にまでさかのぼることができる．しかし，実際に機能していたと考えられているのはローマ時代（AD100～200年頃）のフランスの墓地から発掘された顎骨に定着していた鉄製インプラントや，インカ時代（AD500～1000年頃）のペルーのミイラの顎骨に埋め込まれ，切縁が咬耗していた緑色の石（エメラルド？）のインプラントである．

　　現在に通じるインプラントは20世紀初頭，Greenfieldが発表した中空円柱のかご型インプラントで，「人工歯の支台」と名づけられていた．当初は貴金属やCo-Cr系合金を使用していたため期待していたほど成果はあげられなかった．その後の科学技術の発展に伴ってチタンやセラミックなど生体親和性のある材料が出現し，実用に耐えうる種々のインプラントが発表された．なかでも，1965年にスウェーデンのBrånemarkらがチタン製インプラントと骨が直接接触する「オッセオインテグレーション（osseointegration）」の概念に立つインプラントの臨床応用を行って以降，堰を切ったように次々と同じ考えに立脚したインプラントが発表されてきた．

　　1970年から1980年代にかけては主に外科的手技に注意が注がれ，1990年代に入るとインプラント体にさまざまな表面処理が行われるようになった．また，骨再生誘導法（GBR法）などの骨造成法が考案され適応症が拡大し，さらに補綴装置の製作に関連する材料の開発により，天然歯と同様な審美性の回復も可能となった．

　　2000年代になると，CTの改良により診断精度は向上し，同時に診断および治療計画用ソフトが開発された．さらに，ガイディングシステムを用いることにより，コンピュータでシミュレーションした通りにインプラントを埋入することも可能となり，侵襲が少ない手術法が選択できるようになった．また，オッセオインテグレーションを早期に確実に獲得するための研究も進み，即時荷重や早期荷重といった治療期間を短縮する方法も行われるようになった．

　　さまざまなインプラントが考案されてきたが，臨床実績のあるインプラントは埋入・固定する場所（部位）により，次のように分けられる．

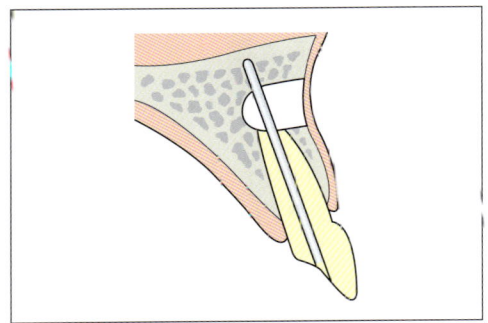

図 1-1-1 歯内骨内インプラント
ピン状のインプラントを支持力が減少した歯の根管を経由して根尖部の骨内に埋入する.

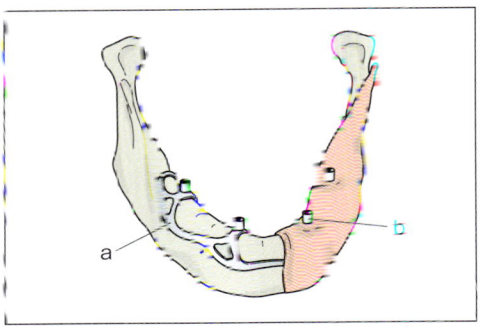

図 1-1-2 骨膜下インプラント
メタルフレーム（a）を顎骨の骨面上に置き，粘膜を貫通したポスト部（b）に義歯などを装着する．

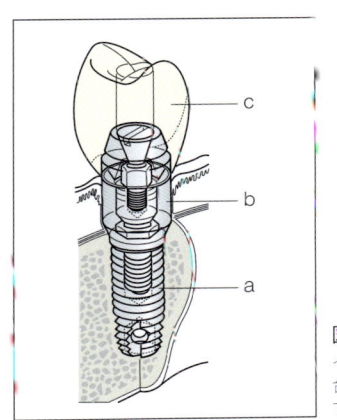

図 1-1-3 骨内インプラント（文献 より改変）
インプラント体（歯根部：a）にアバットメント（支台部：b）を連結し，その上に上部構造（c）を装着する．

1. 歯内骨内インプラント（図 1-1-1）

　天然歯の根管を経由してピン状のインプラントを骨内に挿入するもので，歯周疾患や歯根破折などにより支持力が減少した歯を補助的に支持する目的で用いられる．しかし，歯とインプラントを固定するためのセメントの周囲組織への流失などが生じやすく，適応も限定的であったため，現在では使用されなくなった．

2. 骨膜下インプラント（図 1-1-2）

　顎骨を直接印象採得して得られた石膏模型上で2～4本のポスト（支柱）を有するメタルフレームを製作し，骨膜下に埋入，すなわち骨直上におくインプラントである．粘膜骨膜を貫通したポストに義歯あるいは歯冠補綴装置を装着する．顎骨全体を露出させるため手術侵襲が大きく，しかも操作が複雑なうえ，フレームを骨面に精確に適合させることが困難なことが多く，動揺や周囲炎などの合併症が多いため使用されなくなった．

3. 骨内インプラント（図 1-1-3）

　歯根に相当するインプラント体を顎骨内に埋入し，この上に義歯あるいは歯冠補綴装置

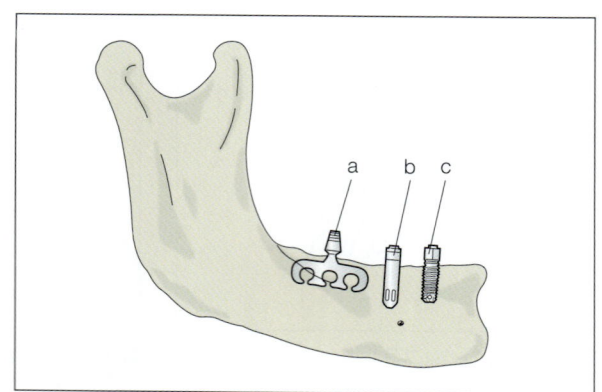

図 1-1-4　骨内インプラントの形態
a：ブレード，b：シリンダー，c：スクリュー

を装着するもので，現在のインプラント治療の主流となっている．インプラント体の形態には大きく分けると次の3つのタイプがある（図 1-1-4）．

1）ブレード（blade）タイプ（図 1-1-4a）

骨との広い接触面積を有し，blade（刃）のようにインプラント体の幅が小さいため，幅径の狭い顎骨にも適用できる利点があるとされた．しかし，基本的には天然歯との連結が必要であり，長期の臨床成績が良好でないため，しだいに使用されなくなった．

2）シリンダー（cylinder）タイプ（図 1-1-4b）

形態上はオッセオインテグレーションの獲得に必要な初期固定が得にくいため，プラズマ溶射や骨と化学結合するハイドロキシアパタイト（HA）コーティングしたものが使用される．

3）スクリュー（screw）タイプ（図 1-1-4c）

このタイプのインプラントの歴史は古く，1930年代後半に，当時，骨組織に親和性があると考えられていたCo-Cr-Mo合金を用い，1回法で行った成功例が報告されている．その後，1965年にBrånemarkらがチタン製スクリュータイプのインプラントを臨床応用して以降，基礎研究や臨床研究が多数報告されている．術式はインプラント体埋入手術（一次手術）とアバットメント連結手術（二次手術）に分けて行う2回法が基本であるが，一次手術と二次手術を同時に行う1回法もある．スクリュータイプのインプラントは初期固定が得やすく，咬合力を分散でき，適応範囲が広く，良好な長期臨床成績が得られていることなどから現在の主流となっている．

4. 材料の変遷

インプラント材料は周囲組織との反応により表 1-1-1のように分類されている．当初は金合金などの貴金属が使用されていたが，1930年代後半に整形外科領域で注目されていたCo-Cr-Mo合金が用いられるようになった．しかし，生体内許容性（biotolerant）材料で周囲に結合組織被膜を形成し，動揺を呈するようになるため使用されなくなった．

表1-1-1 インプラント材料の分類（文献³⁾より改変）

分類	骨組織との反応	材料
金属	生体内許容性	ステンレス鋼（Fe-Cr-Ni-Mo） コバルトクロム合金（Co-Cr-Mo）
	生体内不活性	チタン（Ti） チタン合金（Ti-6Al-4V）
セラミックス	生体内不活性	アルミナ（Al_2O_3） ジルコニア（ZrO_2） カーボン（C）
	生体内活性	ハイドロキシアパタイト［$Ca_{10}(PO_4)_6(OH)_2$］ バイオガラス（SiO_2-Na_2O-CaO-P_2O_5系）
	生体内崩壊性	リン酸三カルシウム［$Ca_3PO_4)_2$］

1960年代以降セラミックスやチタンのような生体不活性（bioinert）材料が用いられるようになった．セラミックスの中でもアルミナ（Al_2O_3）は生体不活性で機械的強度が強く，軟組織との親和性があるためにインプラント材料として注目された．周囲が結合組織によって囲まれ，疑似歯根膜として咬合力を緩和するものと考えられた時期もあった．しかし，咬合力が長期間強くかかると周囲骨の吸収が進行し，インプラントの沈下などを引き起こすため使用されなくなった．

一方，チタンは比強度（強さ／比重）が大きく，耐食性や生体適合性に優れ，骨とオッセオインテグレーションを得ることができることから積極的にインプラント材料として用いられている．通常は商用純チタンと称されるものが多いが，機械的強度を向上させた合金（Ti-6Al-4V）を使用したものもある．

セラミックスでも生体内活性（bioactive）セラミックスは骨と直接結合（化学結合）するが，機械的強度が劣るため，純チタンあるいはチタン合金にコーティングする方法が行われている．

現在，インプラント材としてはチタンが主流であるが，オッセオインテグレーションを早期に，そして確実に獲得する目的で種々な表面処理が行われている．また，チタンは製造後カーボンが付着して経年的に骨細胞との接着力が劣化するといわれており，紫外線照射でチタン表面のカーボンを除去することにより，骨芽細胞の接着を促進し，より強固な骨結合能力を得ようとする試みが行われている．

（高森 等，土倉 晋）

Ⅱ インプラント材料と生体反応

1. オッセオインテグレーションの概念

　1950年代スウェーデンのBrånemark PIが，「金属であるチタンを骨に埋入すると，埋入したチタンに骨が接して骨内に固定される現象」を発見し，この現象を「オッセオインテグレーション（osseointegration）」と命名した．なお，"osseointegration"は，ラテン語で骨を意味する"oss"と，統合を意味する"integration"を組み合わせた造語である．イヌの骨内に埋入したチタン製のインプラントの組織像（図1-2-1）を示したが，チタン周囲に形成された骨は，チタンと緊密に接しており，チタンに接する骨との間には線維性の結合組織が介在していない．光学顕微鏡レベルの観察ではチタンと骨は緊密に接しているが，電子顕微鏡を用いて観察するとチタンと骨の間には無構造の薄層が存在しており，チタンは骨と化学的には結合していない．

　Brånemarkのグループは動物実験を経て，1965年にスクリュー型の純チタンのインプラントをヒトに初めて適用した．オッセオインテグレーションの発見は，現在の歯科イン

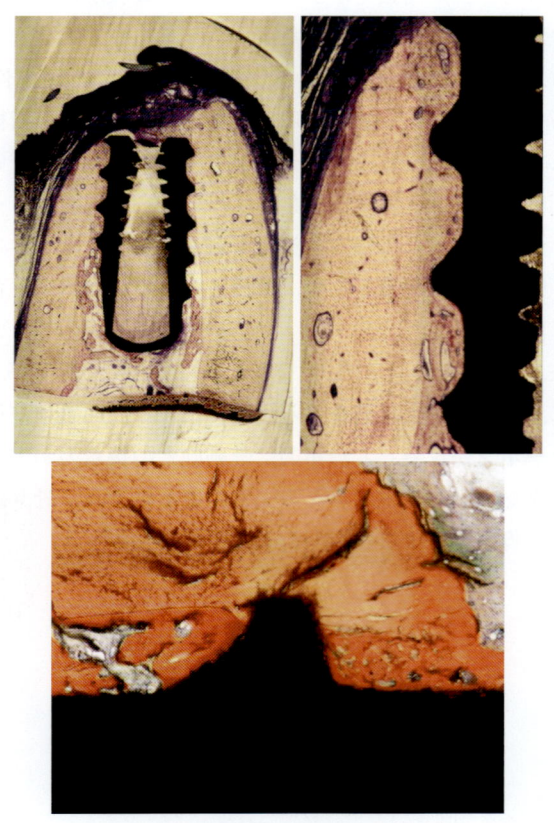

図1-2-1　ビーグルの顎骨に埋入したインプラントの組織像

プラントそして整形外科の人工関節などのチタンあるいはチタン合金を用いた骨内埋め込み型の医療機器の開発に多大な影響を及ぼした．

2. インプラント表面と上皮・結合組織・骨組織の反応

インプラント材料としては純チタンが用いられてきたが，一部のインプラントではインプラントの強度を増すためにチタン合金も使用されている．当初は，チタンを機械的に切削加工しただけのインプラントが使用されていた．しかし現在ほとんどすべてのインプラントにおいて，インプラントの骨内に埋入される部分は，骨との結合を促進する目的で，なんらかの表面処理が施されている．

通常，インプラント埋入手術においては，インプラント埋入部位の粘膜および骨膜に切開を加えて，粘膜骨膜弁を挙上し，骨面を露出させてから，インプラント埋入部位にドリルを用いてインプラント埋入窩を形成してインプラントを埋入する．インプラント埋入直後には出血が起き，インプラント周囲で血液凝固系が活性化され，血小板が活性化されフィブリンの凝集が起きる．血小板からはさまざまな成長因子（PDGF，TGF-β など）が放出され，これらの成長因子は細胞の増殖や分化を促進し，フィブリンは細胞の足場として作用する．したがって，インプラント周囲の出血が十分でない場合，その後のインプラント周囲の修復過程が阻害される可能性が高い．その後，インプラント周囲には炎症が起き，組織の修復過程が続く．インプラント埋入後，インプラントが骨内に固定され，インプラントの骨内での動きが少ない場合には，インプラント表面に骨が形成されるが，インプラントが骨内で動揺する場合には，インプラント表面に線維性の結合組織が形成される．インプラント埋入後，インプラントの骨内での微小動揺を少なくすることが，インプラントと骨との結合を得るために重要である．インプラント周囲の骨には骨の改造現象（remodeling）が起きる．インプラント周囲の骨が安定し，咬合の負荷に耐えられる状態になるには，インプラント埋入後一定期間が必要である．その期間は，インプラントのデザインと表面性状，さらにインプラント埋入部位の骨の量と強度，さらに骨の代謝に大きく影響される．

インプラント埋入手術は，補綴治療を開始するまでの手術回数によって，1回法と2回法に分けることができる．インプラントあるいは，インプラントの上に装着したアバットメントが粘膜を貫通すると，周囲の粘膜組織がその貫通部を閉鎖するように治癒する．天然歯においてはコラーゲン線維がセメント様組織を介して歯根表面に対して垂直に配列するが，インプラントあるいはアバットメントにおいてはコラーゲン線維がインプラント表面に水平に配列する（1章IV図1-4-2参照）．粘膜上皮は常に露出された結合組織を覆うように治癒する．

3. インプラントの表面性状

初期のチタン製のスクリュー型のインプラントは，チタンを機械加工したインプラントであった．機械加工したインプラントを用いたインプラント治療は，骨質が良好な下顎に

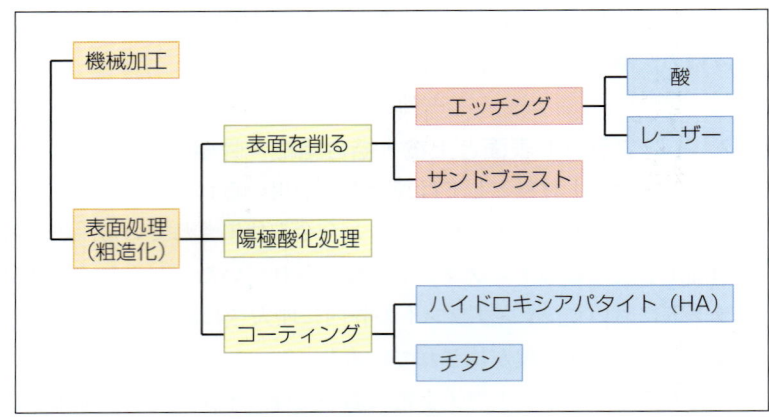

図1-2-2　インプラント表面の改変方法

おいて良好な臨床成績を示したが，骨質が悪い上顎において臨床成績が悪かった．機械加工したインプラントの表面（machined surface）を粗面化した表面（textured surface, rough surface）にすることで，インプラント表面での骨形成が促進され，骨とインプラントの接触率が増加することが明らかになった．

　現在さまざまな手法を用いて表面改変したインプラントが臨床で使用されている．インプラント表面の改変方法として応用されている方法を図1-2-2に示した．粗面化する方法としては，表面を削る（subtract）方法，酸化膜をさらに増す（oxidize）方法，なんらかの材料を付加する（coat）方法がある．表面を削る方法としては，酸やレーザーを用いるエッチング（etch）と微粒子を吹き付けるブラスト（blast）法がある．表面に付加する材料としてチタンあるいはハイドロキシアパタイトがある．これらのさまざまな表面処理が施されたインプラントが使用されることで，インプラント治療の臨床成績は著しく向上した．

（春日井昇平）

Ⅲ インプラント治療に必要な局所解剖

　インプラント治療を成功させるには，十分な解剖学の知識に基づいて行うことが重要である．なかでも顎骨とその内部と周囲を走行する血管・神経の把握が重要であり，これらを十分に理解しておかないと思わぬ合併症を引き起こす．
　本章では，インプラント治療に関連する上顎骨，下顎骨の構造と歯の喪失による形態変化，ならびに顎骨の内部と周囲を走行する血管・神経について，臨床的意義をふまえて述べる．

1．上顎骨の構造

1）上顎骨の基本形態

　上顎骨は顔面の2/3を占める有対骨であり，骨の中央部に位置する上顎洞を含む上顎骨体とこれより突出する4つの突起（上方：前頭突起，下方：歯槽突起，外方：頬骨突起，内方：口蓋突起）により構成され，周囲の骨と接して鼻腔，眼窩，骨口蓋を形成する（図1-3-1）．上顎骨体の後方には蝶形骨の翼状突起が位置しており，上顎骨との間に翼口蓋

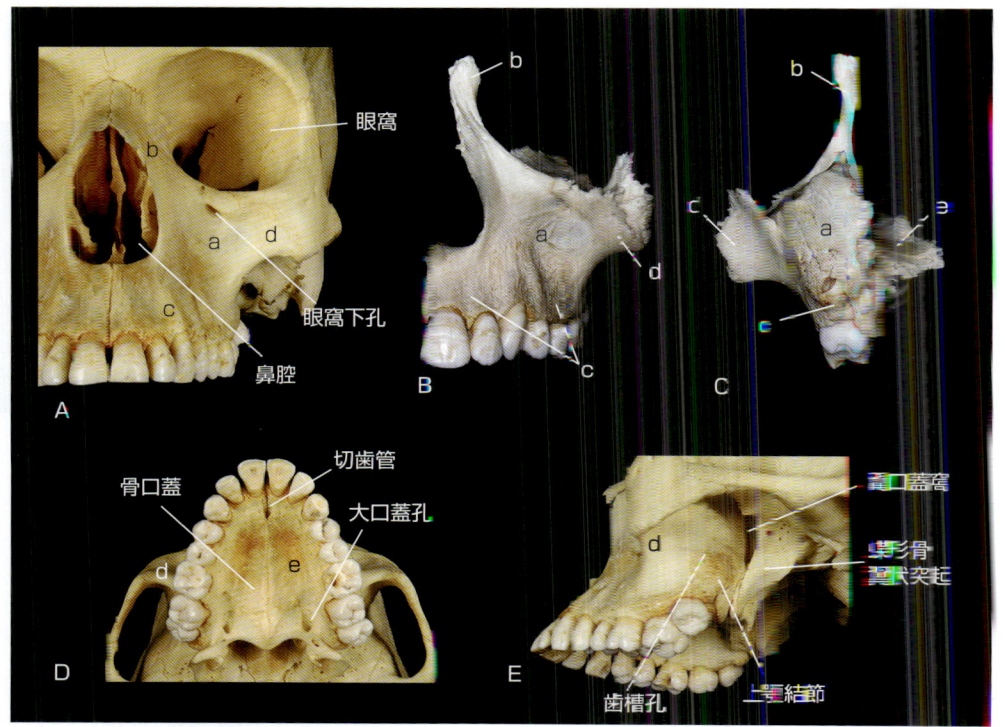

図1-3-1　上顎骨の形態
A：顔面部，B：上顎骨前方面観，C：上顎骨後方面観，D：口蓋部，E：翼口蓋窩付近
上顎骨は中央部に上顎洞を有する上顎骨体（a）とこれより上方，下方，外方，内方に突出する前頭突起（b），歯槽突起（c），頬骨突起（d），口蓋突起（e）により構成される．

窩を形成する（図1-3-1E）．
　上顎骨体部の前面に眼窩下孔，後面の上顎結節部に歯槽孔が位置している（図1-3-1A, E）．また，口蓋突起部の切歯部付近に切歯管（切歯孔），大臼歯付近に大口蓋孔が位置している（図1-3-1D）．これらの内部には血管，神経が走行している．

2）上顎洞

　上顎洞は上顎骨体の内部に位置する空洞であり，上顎洞を囲む壁は，非常に薄く1～2mmである（図1-3-2A, B）．上顎洞の鼻腔側の上部には半月裂孔（自然孔）が存在し（図1-3-2C），これを介して鼻腔（中鼻道）と交通している．上顎洞底部付近には隔壁がしばしばみられ，上顎洞底挙上術（サイナスリフト）を行ううえでの障害になる．
　上顎洞の骨壁内には，血管，神経が走行する歯槽管が存在する（図1-3-2B, D）．なかでも後歯槽管は，上顎結節に位置する歯槽孔から上顎洞外側壁内を管状，または溝状となり連絡しており，管内を後上歯槽動脈が走行している．

3）歯を喪失後の上顎骨形態

　上顎骨の歯槽突起は，歯の喪失により急速な骨吸収を起こす．この傾向は下顎骨より強い．無歯顎になると全体的に歯槽頂が口蓋側に移動するため，歯槽頂がつくる馬蹄形は，有歯顎に比べて小さくなる．
　前歯部は唇側の骨が薄いため，歯を喪失すると唇側からの側方吸収が著明にみられる．特に中切歯部の口蓋側には切歯管が位置することから唇舌的な骨幅が狭くなりやすく，イ

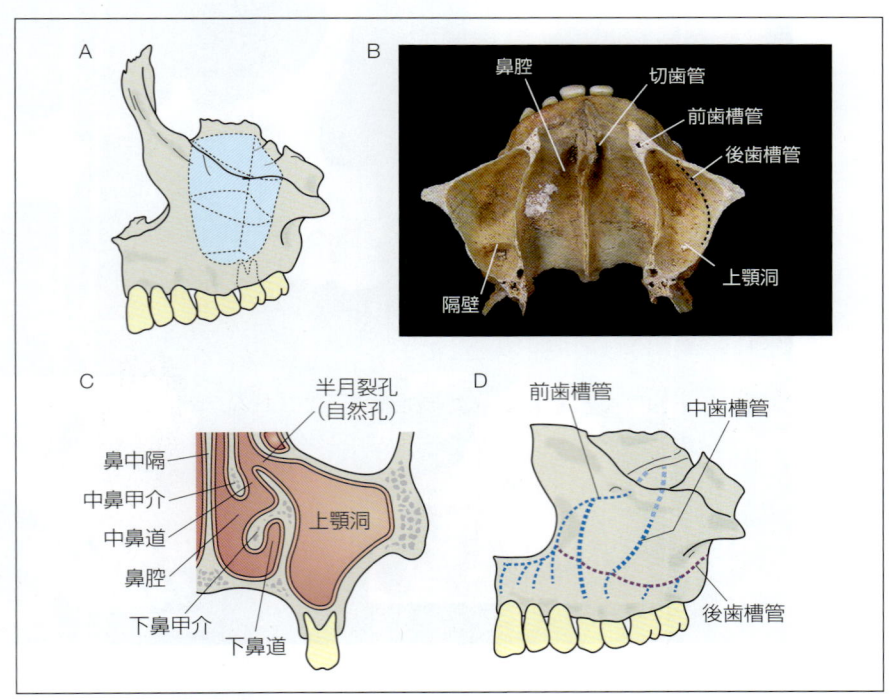

図1-3-2　上顎洞と歯槽管
A：上顎洞全体像，B：水平断，C：前頭断（上顎洞と鼻腔の位置関係），D：歯槽管

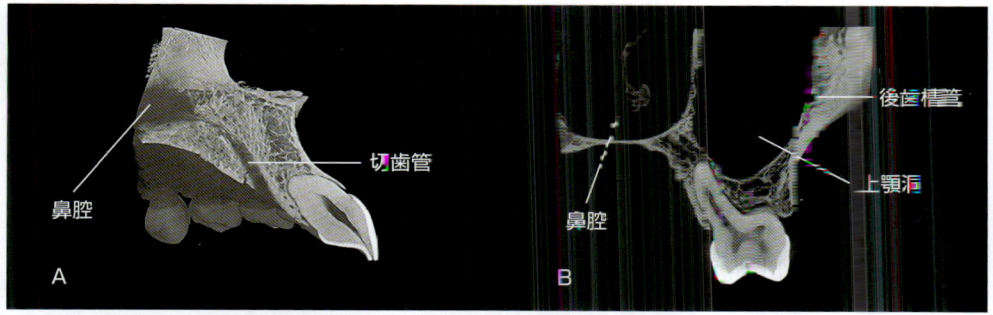

図 1-3-3　上顎骨の中切歯部（A）と第一大臼歯部（B）のマイクロCT像
(東京慈恵会医科大学解剖学講座（試料提供），島津製作所（マイクロCT撮影）のご厚意による)

ンプラント体の埋入部位として制限されやすい（図1-3-3A）．また，大臼歯部は上方に上顎洞が位置しており，歯槽突起の吸収により歯槽頂から洞底までの距離が近くなりやすく，インプラント体の埋入部位として制限を受けやすい（図1-3-3B）．一方で，犬歯・小臼歯部は鼻腔と上顎洞との間に位置しており，骨が多く存在している．無歯顎のような全体的に骨吸収が著しい場合でも，この部位がインプラント体の埋入部位として利用される．

2．下顎骨の構造

1）下顎骨の基本形態

下顎骨は顔面の下部に単独で位置する無対骨であり，馬蹄形をなす下顎体とその後方に直立した板状の下顎枝とに大別される（図1-3-4）．下顎体は，さらに歯が植立する歯槽部とその下方に位置する基底部により分けられ，下顎枝前縁からオトガイ孔に向かう外斜線によりこれらは境される．

2）下顎管

下顎管は，下顎枝内面に位置する下顎孔から顎骨内の舌側寄りを前下走し，臼歯付近で頰側寄りに移行した後，後上方に向きを変えて下顎体外面の第二小臼歯相当部にあるオトガイ孔で開口する（図1-3-5, 6）．なお，オトガイ孔に開口する直前に下顎管は前方にループ（彎曲）していることから，この部位を一般的にアンテリアループ［前方彎曲部］という．下顎管には，下歯槽神経，下歯槽動脈が走行しており，インプラント体を埋入する際には下顎管を損傷しないよう注意が必要である．

3）歯を喪失後の下顎骨形態

下顎骨は歯を喪失すると主に歯槽部において吸収がみられる．吸収が著しい場合では前歯部はオトガイ舌骨筋とオトガイ舌筋が付着するオトガイ棘まで，臼歯部は顎舌骨筋が付着する顎舌骨筋線まで吸収する（図1-3-4A, B）．

歯を喪失後に前歯部は，顎骨の上方が舌側に向かい，底部が唇側に突出した形態になりやすい．そのため，インプラント体を埋入する際に舌側皮質骨の穿孔を起こしやすく，舌動脈の枝である舌下動脈や顔面動脈の枝であるオトガイ下動脈を損傷し，出血による重大な合併症を招くおそれがある．臼歯部は，歯の喪失に伴い，歯槽部の吸収が起こり，歯槽

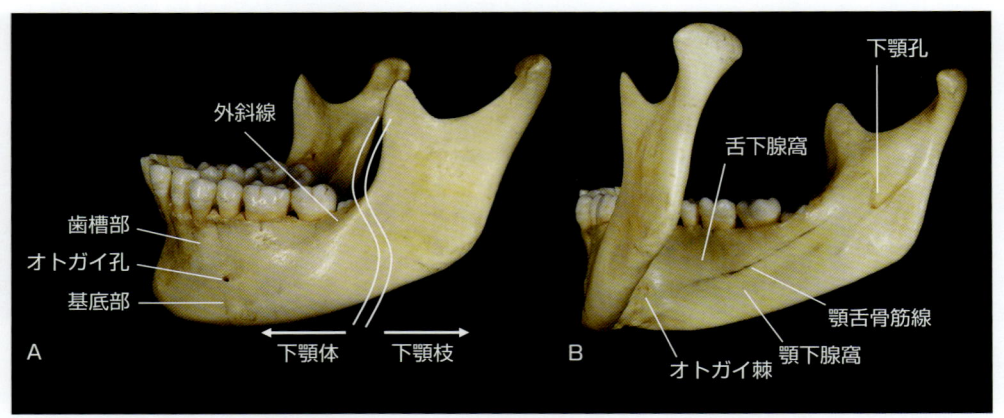

図 1-3-4　下顎骨の形態
A：外面，B：内面

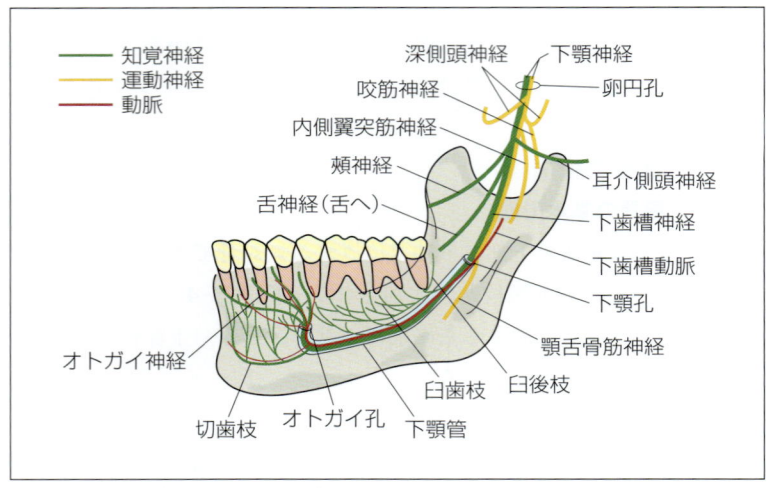

図 1-3-5　下顎管ならびに下顎神経（下歯槽神経，オトガイ神経，舌神経），下歯槽動脈の走行

頂から下顎管またはオトガイ孔の距離が近接する．吸収が著明な場合，オトガイ孔が顎堤の上縁に位置することもある．また，臼歯部は，顎舌骨筋線の下方の舌側面が陥凹しており（顎下腺窩）（図 1-3-4B），インプラント体の埋入時に舌側皮質骨を穿孔しやすいため，前歯部と同様の合併症に注意しなければならない．

3．皮質骨

　皮質骨は骨の外側を覆う部分をいう（図 1-3-6）．皮質骨は骨が緻密で硬いため，インプラント体の埋入を行ううえで，より強固な初期固定を得るためにこの部位が利用される．

第1章　口腔インプラント学の基礎

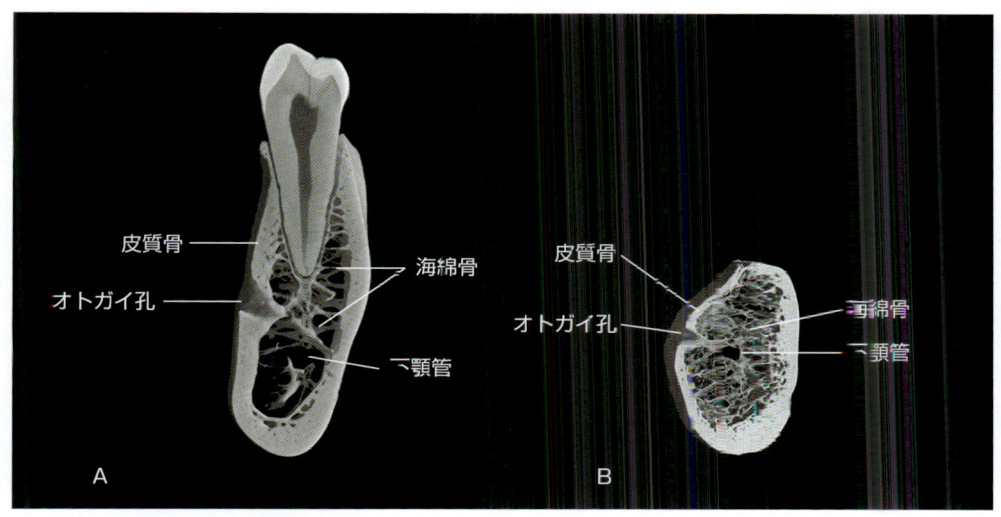

図 1-3-6　下顎骨内部構造（第二小臼歯部のマイクロCT像）
A：有歯顎，B：無歯顎

4. 海綿骨

　骨の内部にある無数の骨梁からなる部分を海綿骨という（図 1-3-6）．骨梁は，外から加わる力を分散させる役割を果たし，顎骨内の骨梁構造は咬合力に適応した走行・配列をとっている．そのため，有歯顎では咬合時に歯を介して顎骨内に力が加わるため，骨梁は歯根周囲から放射状に周囲の皮質骨へ向かってに走行している（図 1-3-6A）．しかし，歯を喪失すると，顎骨内に加わる力がなくなるため，海綿骨の骨梁構造は変化し，不規則な配列になる（図 1-3-6B）．

5. 血管

1）上顎骨周囲・内部を走行する血管

　上顎骨周囲・内部を走行する注意すべき血管として，顎動脈の枝である後上歯槽動脈と下行口蓋動脈（大口蓋動脈）があげられる．

(1) 後上歯槽動脈

　翼口蓋窩で分枝した後上歯槽動脈（図 1-3-7A）は，歯槽孔から上顎洞内に入り，上顎洞外側壁内に位置する後歯槽管（図 1-3-2B, D, 3B）を走行しながら，大臼歯部の歯・歯槽骨と上顎洞粘膜に分枝し，眼窩下動脈の枝である前歯槽管を走行する前上歯槽動脈と吻合する（図 1-3-2D）．この血管は，上顎洞底挙上術（サイナスリフト）を行う際の開窓部に位置するため，損傷による出血を引き起こさないよう注意する必要がある．後上歯槽動脈は，その他に歯槽孔から骨内に入らずに上顎洞外側壁の外側を走行する比較的太い枝ももつ．

(2) 下行口蓋動脈・大口蓋動脈

　翼口蓋窩で分枝した下行口蓋動脈は，大口蓋管内を前下方に走行し，大口蓋孔から大口

13

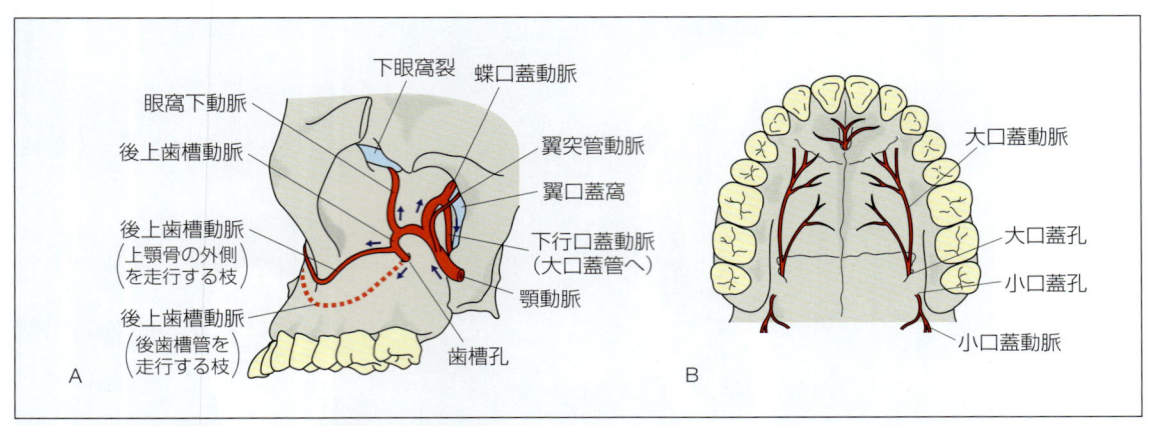

図 1-3-7　上顎骨周囲・内部の動脈の走行
A：翼口蓋窩付近での顎動脈の分枝と後上歯槽動脈，B：口蓋部の動脈

蓋動脈に名称を変えて口腔側に出る（図 1-3-7, 8）．大口蓋動脈は，口蓋部に分布して口蓋粘膜に栄養する血管であり，切歯管から出る動脈と吻合する．下行口蓋動脈は太い血管であるため，上顎結節部にインプラント体を埋入する際，誤って大口蓋管を損傷すると止血が困難な重大な出血を引き起こすため注意が必要である．また，大口蓋孔の周囲の大口蓋動脈は比較的太いため，この付近の口蓋粘膜の切開・剝離の際にも血管の損傷に注意が必要である．

2）下顎骨周囲・内部を走行する血管

下顎骨周囲・内部を走行する注意すべき主な血管として，顎動脈の枝である下歯槽動脈，舌動脈の枝である舌下動脈，顔面動脈の枝であるオトガイ下動脈があげられる．

(1) 下歯槽動脈

顎動脈の枝である下歯槽動脈は，下顎孔から顎骨内に入り下顎管内を下歯槽神経とともに前方へ並走して，オトガイ孔付近でオトガイ孔から出るオトガイ動脈と顎骨の前歯部へ向かう切歯枝とに分かれる（図 1-3-5）．下顎管内での下歯槽動脈は，下歯槽神経の上方に位置しており，歯髄，歯根膜，歯槽骨，歯肉に分枝する．

(2) 舌下動脈・オトガイ下動脈

舌動脈の枝である舌下動脈は，舌深動脈と分かれ舌下隙内で前走してオトガイ棘付近の小孔を通り顎骨内に進入する（図 1-3-8A）．また，その経過途中に下顎骨舌側面の小孔から顎骨内への進入や歯肉への分枝を行う．一方で，顔面動脈の枝であるオトガイ下動脈は，顔面方向に向かう顔面動脈の本幹と分かれ，顎舌骨筋の外下方で顎下隙内を前走しオトガイ下部に達する（図 1-3-8B）．オトガイ下動脈も，その経過中に下顎骨舌側面の小孔から顎骨内に進入する．舌下動脈とオトガイ下動脈の走行の仕方にはバリエーションがあり，オトガイ下動脈がしばしば顎舌骨筋を貫通して舌下隙内に入り，舌下動脈との吻合や，欠如した舌下動脈の代行動脈として舌下隙内を走行することがある（図 1-3-8C）．

インプラント体の埋入窩形成時の下顎骨舌側への穿孔などにより，これらの血管を損傷

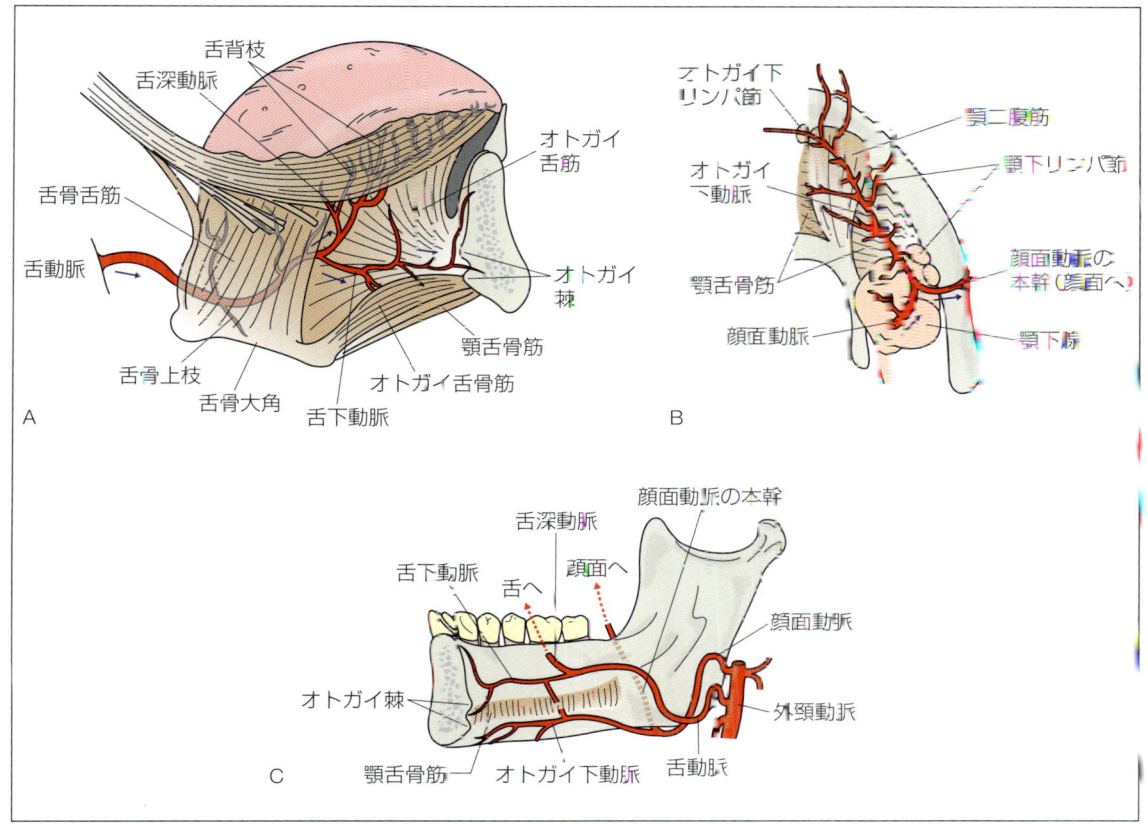

図 1-3-8　舌下動脈・オトガイ下動脈の走行
A：舌下動脈，B：オトガイ下動脈，C：舌下動脈とオトガイ下動脈との位置関係

すると出血により口底部が挙上し，症状が著明な場合は舌根部の沈下による気道閉塞を引き起こす可能性がある．

6. 神経

上顎骨，下顎骨の周囲・内部には，上顎神経，下顎神経がそれぞれ走行する．

1) 上顎神経

上顎神経は，正円孔を出て翼口蓋窩で分枝する（図 1-3-9）．上顎は，主に眼窩下神経が支配しており，翼口蓋窩から眼窩に入り，その後に眼窩下孔を通り顔面前面に出て，鼻部，上唇部の皮膚に分布する（図 1-3-9A）．この経過中に，前上歯槽枝，中上歯槽枝，後上歯槽枝に分かれ，歯，歯肉に分布する．その他，上顎には，鼻腔から切歯管を通る鼻口蓋神経や大口蓋孔を通る大口蓋神経があり，それぞれ口蓋部に分布する（図 1-3-9B）．

2) 下顎神経

下顎神経は，卵円孔を出て咀嚼筋への枝を出し，次いで頬神経，耳介側頭神経，舌神経と分枝する．下顎神経の主枝は，舌神経を分枝した後に名称が下歯槽神経になり，下顎管内を走行する（図 1-3-5）．

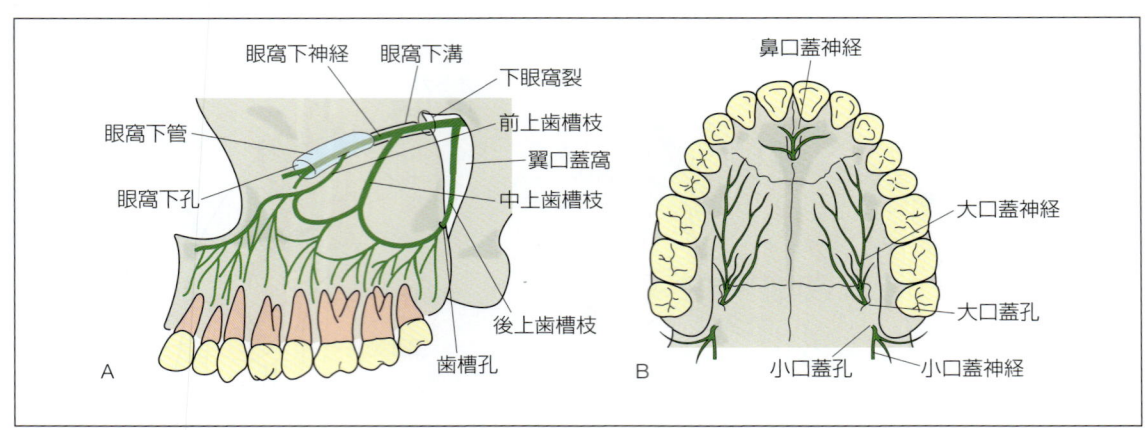

図 1-3-9　上顎神経の走行
A：外側部，B：口蓋部

　インプラント手術を行ううえで合併症に注意すべき神経を以下に示す．
(1) 舌神経
　下顎神経の枝である舌神経は，下歯槽神経と分かれて始まり，最後臼歯のすぐ舌側を通過後に下顎骨内面を沿うように走行し，舌の前 2/3 の部位に分布する．そのため，最後臼歯の遠心部切開を舌側寄りに行うと，舌神経を損傷し，前 2/3 の知覚と味覚（途中で顔面神経の鼓索神経が舌神経に吻合）の異常を引き起こすため注意が必要である．
(2) 下歯槽神経
　下歯槽神経は，下顎孔から下顎骨内に入り，下顎管内を前走してオトガイ神経としてオトガイ孔を出る．下歯槽神経は，下顎管内を前走しながら臼後枝，臼歯枝を分枝し，オトガイ孔に出る直前の部位（アンテリアループ）で切歯枝を分枝する．それぞれの枝は，歯や歯肉に分布する．オトガイ孔を出たオトガイ神経は，下唇（下唇枝），口角（口角枝），オトガイ部（オトガイ枝）の皮膚に分布して知覚を司っており，下歯槽神経を損傷するとこれらの部位に知覚異常が起こるため，下顎管，オトガイ孔の位置を十分に把握しておくことが大切である．

（井出吉昭，髙森　等）

Ⅳ インプラント周囲組織と歯周組織の構造の違い

インプラント周囲組織と歯周組織の構造を図1-4-1に示した．

1．インプラント周囲組織

骨内に埋入されたインプラント表面の一部は骨と接合しており，インプラントと骨の接合した部位においては，光学顕微鏡レベルで隙間はみられない．インプラントあるいはアバットメントの粘膜貫通部位においては，インプラントあるいはアバットメントは結合組織に囲まれている．この結合組織中のコラーゲン線維はインプラントあるいはアバットメントに近接する部位において，それらの表面に対して水平に配列している（図1-4-2A）．粘膜上皮は粘膜結合組織を覆って，インプラントあるいはアバットメントに接しており，インプラント周囲溝の最下部においては粘膜上皮（内縁上皮）がインプラントあるいはアバットメントにヘミデスモゾームを介して接合している．

2．歯周組織

歯肉の結合組織にコラーゲン線維に富む歯肉線維が存在し，歯肉線維の一部は歯根表面のセメント質に埋入されている．歯槽骨の間には，コラーゲン線維に富む歯根膜線維が存在し，歯根膜線維の両端は歯根表面に存在するセメント質と，歯槽骨中に埋入されており，歯根は歯槽骨中に歯根膜線維によって牽引された状態で存在している．歯根表面のコラーゲン線維と歯根の関係を図1-4-2Bに示した．歯根の歯冠側のセメント質とエナメル質の境界部に近い部分においては，コラーゲン線維に富む歯肉線維がセメント質中に埋入して存在する．歯肉の内縁上皮は，エナメル質にヘミデスモゾームを介して接合しているという報告もあるが，明らかになっていない．

歯根膜組織の存在の有無と，結合組織の付着様式において，インプラント周囲組織と歯

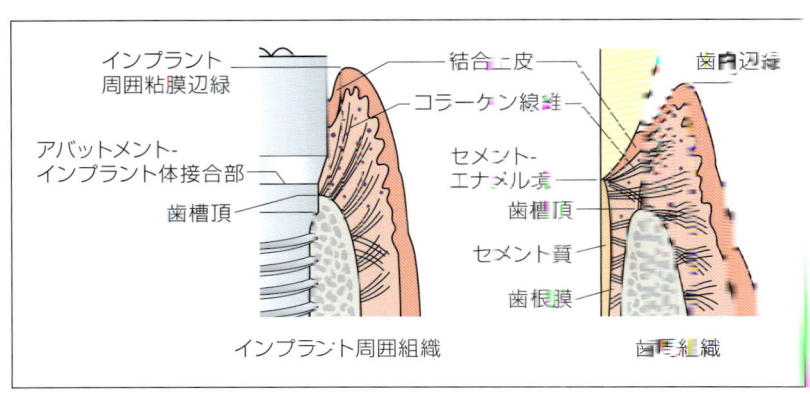

図1-4-1　インプラント周囲組織と歯周組織

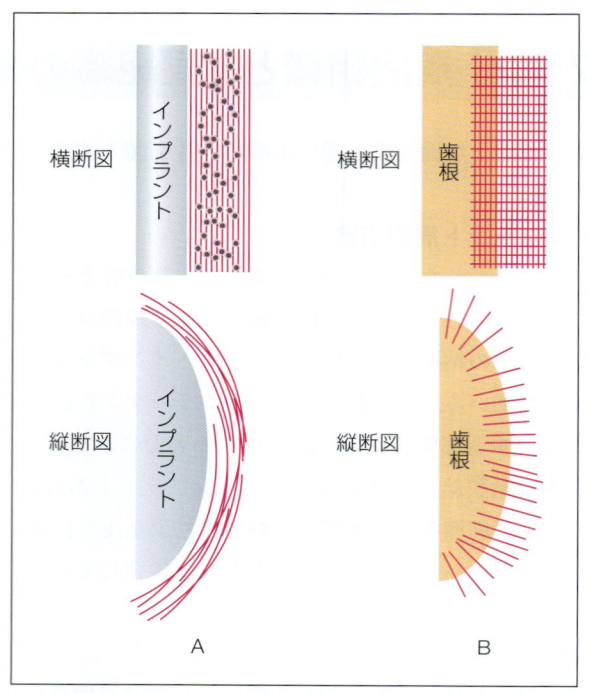

図1-4-2 インプラント（A）および天然歯周囲のコラーゲン線維の走行の模式図

周組織は大きく異なっている．歯根表面のセメント質にコラーゲン線維が埋入されている構造は，インプラント周囲組織には存在しないため，インプラント表面への結合組織の付着は天然歯に比較すると弱い．したがって，炎症が起きた場合には，インプラント周囲組織においては，歯周組織に比較して炎症が深部に波及しやすい．

（春日井昇平）

Ⅴ インプラントの生理学的特徴

1. インプラントと天然歯の感覚受容の相違

　天然歯の歯根は歯根膜によって覆われており，歯根膜の中にはさまざまな感覚受容器が存在する．歯に力が加わると歯根膜が変形し，その変形を感覚受容器が感知して，感覚情報として中枢に伝達される．

　一方，骨と結合しているインプラント周囲組織にも感覚神経が分布している．インプラント上部構造に力が加わると，インプラント周囲の骨も変形を起こす．しかし，この骨の変形量は，インプラントと骨との結合状態そして骨の量や質によって影響を受けるが，歯根膜の変形量のおよそ 1/10 程度の変形量であり，歯根膜の変形量に比較すると小さい．単独植立されたインプラントの圧刺激に対する閾値は約 100 g であり，天然歯では約 12 g と報告されている．すなわち，圧刺激に対するインプラントの感受性は，天然歯に比較して約 8〜9 倍鈍いことになり，インプラントにおいては天然歯に比較してかなり大きな圧刺激を加えないと感受することができないといえる．インプラントに対する圧刺激の感受に，インプラント周囲骨に存在する感覚神経が関与しているか，あるいはインプラント周囲の口腔粘膜，咀嚼筋，顎関節に分布している感覚受容器が関与しているかについては明らかでない．

（春日井昇平）

第2章 口腔インプラント治療の特徴

I インプラント治療の特徴

1. インプラントの利点と欠点

　オッセオインテグレーションが獲得されたインプラント体は，臨床的には顎骨と直接接触するため，揺るぎのない強固な固定性の歯冠回復が可能である．したがって，咀嚼機能の回復程度が高いことが利点である．

　しかし，インプラント体の埋入のための外科的手術を要するため，術後には不快症状を伴う場合が多く，安全に手術を受けることができる全身状態であることがインプラント治療適用の前提となる．最大の欠点は，不適切な施術などにより，神経損傷，異常出血，上顎洞粘膜損傷などの重篤な医療事故の可能性があることである．加えて，一般にオッセオインテグレーションの獲得には数カ月の治癒期間を要することから，治療期間が長くなる傾向がある．

2. 従来の補綴治療との比較（表2-1-1）

1）ブリッジとの比較

　歯の欠損が少数である場合には，従来，隣接歯を支台とするブリッジが適用されてきた．固定性の歯冠回復が可能であり，咀嚼機能の回復程度が高く，治療結果に対する患者の満足が得られやすい．ブリッジの適用には外科的処置を必要とせず，治療期間が長期化する傾向が低いことが利点となる．

　一方，回復された歯冠に加わる咬合・咀嚼力は支台歯に分散されるため，支台歯への負担が増加する．中間欠損に対して，遊離端欠損では支台歯の負担はさらに増加することから，支台歯の増加が余儀なくされる．このような支台歯への負担増や支台歯数の増加は，支台歯を含む残存歯の歯根破折や歯周組織の破壊を招く要因となるため，欠損拡大のリスクが高まると考えられる．

　さらに，ブリッジでは支台歯に切削を要する．特に，審美領域においては，金属色の露出を避けるために切削量が増加する傾向が高まる．歯髄への影響などの切削被害や便宜的に抜髄を要する可能性があること，二次齲蝕発生のリスクを伴うことも欠点である．

3. 可撤性義歯との比較

　可撤性義歯ではブリッジと同様に外科的処置を必要としない．さらに，支台装置の設置

表 2-1-1 従来の補綴治療との比較

	インプラント	ブリッジ	可撤性義歯
咀嚼機能回復程度	高い	高い	やや劣る
外科的侵襲	あり	なし	なし
顎位の保全	安定	安定	不安定
支台歯の負担増	なし	大きい	少ない
支台歯の切削	なし	多い	少ない
治療期間	長い	短い	短い

に要する歯の切削量もきわめて少ない．加えて，補綴装置の設計の自由度が高いため，支台歯の増加が容易であり，欠損部の隣在歯に負担の増加が集中することを避けることが可能である．さらに術後経過における生体の変化に対応して，設計を変更した再治療が容易であることが利点となる．

また，多数歯欠損症例で問題となるリップサポートの不足に対応しやすいこと，支台歯の位置にかかわらず人工歯を適切な位置に排列できる自由度の高さも利点と考えられる．

一方，可撤性であることにより，日常生活における取り扱いの煩わしさが大きな欠点である．また可撤性義歯は，一般に高齢者が装着するイメージがあることから，精神面への影響が少なくない（義歯コンプレックス）．また，多数歯欠損や遊離端型欠損では粘膜支持様式の導入が避けられず，咀嚼機能の回復程度に制限を生じる場合がある．加えて，支台装置や連結装置の設置が必須となるため，審美性，口腔内感覚・発音機能，自浄性の低下などを伴う．

さらに，粘膜支持の割合が高い義歯では，経時的に支持域の顎堤吸収を生じやすく，顎位の変化をきたしやすい傾向がある．顎骨に支持されるインプラント治療では，このような変化を最小限にとどめることが可能であり，優位性が高い．

〔関根秀志〕

II 基本構造

1. インプラントの基本構造（図 2-2-1）

インプラントは，歯根に相当し骨内に埋入するインプラント体，支台に相当するアバットメント，歯冠部にあたる上部構造（補綴装置）よりなる．アバットメントはアバットメントスクリューによりインプラント体に固定される．インプラント体とアバットメントが一体となっているもの（図 2-2-3A 参照）もある．上部構造とアバットメントの連結には，セメントやスクリューが用いられる（5 章Ⅰ，Ⅲ参照）．

2. インプラントの構成要素

インプラントの構成要素はインプラント体の支持する上部構造が可撤性か固定性かによって異なる．

1）可撤性上部構造

患者自身によるインプラント義歯の着脱が可能なものを可撤性上部構造という．これはインプラント義歯，支台装置（アタッチメント），顎骨に埋入されたインプラント体よりなり，支台装置とインプラント体はスクリューで締結されている．支台装置には，インプラント間を一次連結（スプリント）するバーアタッチメント（図 2-2-2A）と，インプラント間を連結せず個々に独立しているボールアタッチメント（図 2-2-2B），磁性アタッチメント（図 2-2-2C），ロケーターアタッチメント（図 2-2-2D）に代表されるスタッドタイプアタッチメントがある．

2）固定性上部構造

患者自身でインプラント義歯の着脱が不可能なものを固定性上部構造という．これは，

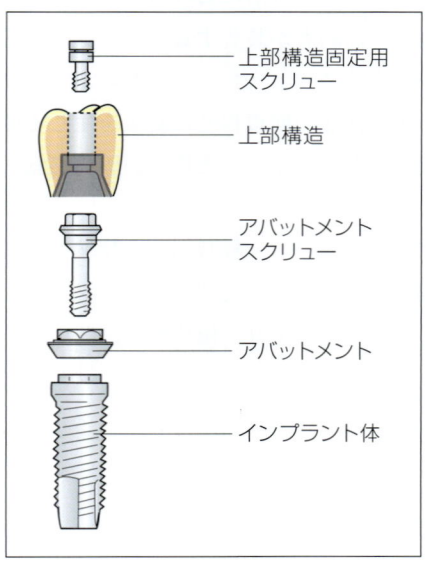

図 2-2-1 インプラントの基本構造（スクリュー固定式）

第 2 章　口腔インプラント治療の特徴

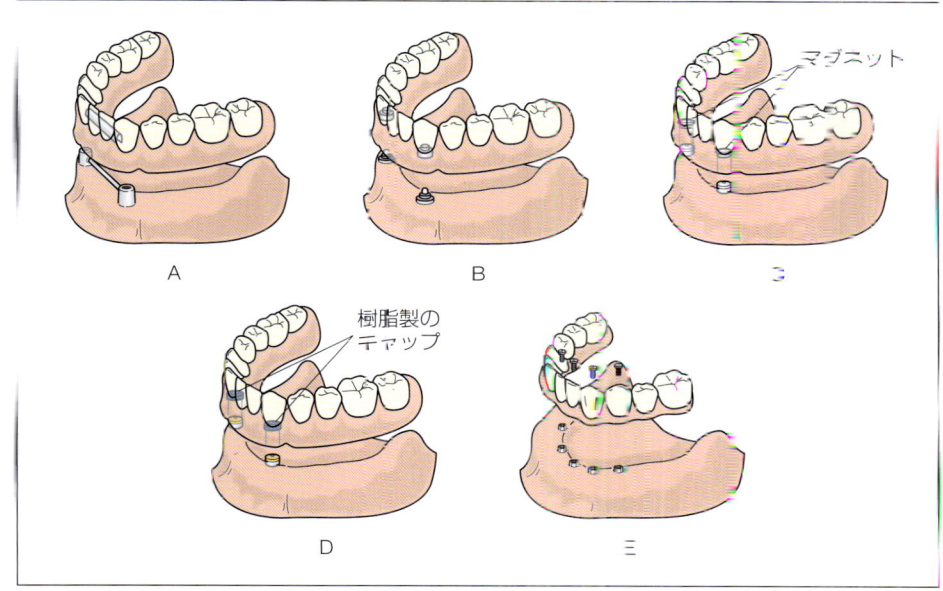

図 2-2-2　可撤性上部構造（A〜D）と固定性上部構造（E）
A：バーアタッチメント，B：ボールアタッチメント，C：磁性アタッチメント，D：コーヌスアタッチメント，
E：スクリュー固定式

歯冠に相当する上部構造，支台に相当するアバットメント，歯根に相当するインプラント体から構成されている．アバットメントとインプラント体にアバットメントスクリューで固定されている．

上部構造とアバットメントをセメントで固定する場合をセメント固定といい，鋳造またはコンピュータにより削り出されたフレームで，製作された上部構造をセメント固定する．上部構造をねじで固定する場合はスクリュー固定といい（図 2-2-2E），ゴールドシリンダーの上にフレームを鋳接し，製作された上部構造，またはポーセレンなどを築盛した上部構造をスクリュー固定する．

上部構造や中間構造，またはこれらが一体となったものを，コンピュータによるカスタムメイドのデザイン加工で製作することも可能になっている．

またインプラント体にアバットメントと一体化した上部構造を直接固定するダイレクト構造と，インプラント体にアバットメント連結し，その上に補綴装置を装着するインダイレクト構造がある（5 章Ⅲ図 5-3-2 参照）．

3. ワンピースインプラント

インプラント体とアバットメントが一体となったインプラントで，アバットメント部分が切削形成可能なものもある．即時荷重や即時修復に使用される場合が多い．アバットメントとインプラント体の連結がないため，マイクロギャップ（微小間隙）がなく，マイクロムーブメント（微小動揺）が生じないため，咬合初期の骨吸収を防ぐと考えられている．術式が簡単などの利点がある．臼歯部に使用されることが多い（図 2-2-3A）．

23

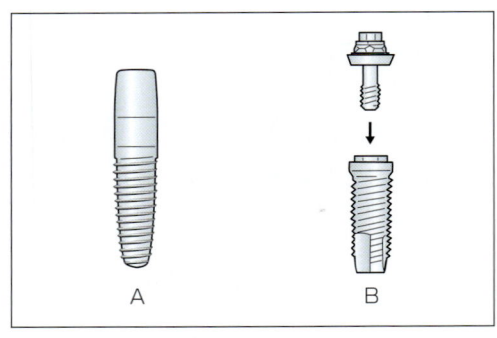

図 2-2-3　ワンピースインプラント（A）と
　　　　　ツーピースインプラント（B）

4. ツーピースインプラント

　適応範囲が広く一般的なインプラントで，インプラント体とアバットメントが分かれており，これらをアバットメントスクリューで固定して使用する．ワンピースインプラントに対してツーピースインプラントという（図2-2-3B）．

5. 1回法インプラントと2回法インプラント

　インプラントの埋入術式には1回法と2回法がある．

1）1回法

　1回法は粘膜を貫通する形状のインプラント体，ワンピースインプラント，粘膜を貫通する高さのヒーリングアバットメントの装着などを行い，インプラント体または連結した構造体の一部を口腔内に露出させる方法である．1回法の利点は二次手術が不要なことであり，欠点は感染の可能性があること，暫間義歯からの咬合負担を直接受けることがあること，骨造成との併用が困難であり，審美領域の治療には不向きなことなどがあげられる．

2）2回法

　2回法はオッセオインテグレーションの獲得を確実にするため，インプラント体埋入後，インプラント体を骨膜と粘膜で完全に被覆し，3～6カ月間待機する方法である．オッセオインテグレーション獲得後，粘膜を切開しアバットメントを連結する．これを二次手術といい，ツーピースインプラントで行われる．

　これらの利点・欠点を考慮に入れ，症例によって治療法を選択する（2章Ⅵ表2-6-1参照）．

6. アバットメント

　基本構造はアバットメントとアバットメントスクリューからなっており，①既製のツーピースアバットメント，②鋳造によるカスタムアバットメント，③CAD/CAM応用アバットメントに分類されている（5章Ⅰ表5-1-4参照）．

1）既製アバットメント

　チタン，ジルコニアでできた既製のアバットメントを，症例に合わせて切削加工し，製作するものである．形態付与がある程度可能であり，角度付アバットメント（5章Ⅲ図

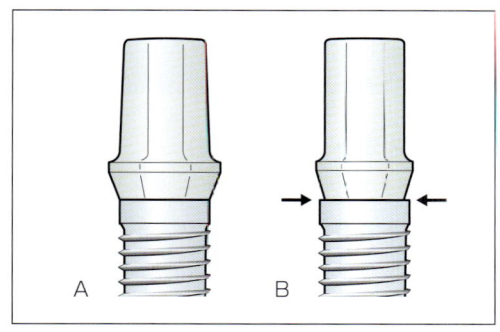

図2-2-4 プラットフォームシフティング
A：通常のインプラント，B：プラットフォームシフティング．

5-3-3参照）や粘膜貫通部位の厚みの違いに対応できるものもある．生体親和性のよい材料を使用できる利点があるが，切削加工に時間がかかるなどの欠点もある．

2）鋳造によるカスタムアバットメント

金合金の鋳造用アバットメントを，歯冠形態に合わせて調整し，その上に歯冠形態をワックスアップし，鋳造し製作するアバットメントである．歯冠形態の自由度が高い，インプラント間の平行性の確保が容易である，適切なエマージェンスプロファイルの付与，操作性がよいなどの利点があるが，生体親和性が悪い，品質に差があるなどの欠点もある．

3）CAD/CAM応用のアバットメント

コンピュータ支援による専用のシステムでアバットメントを製作する方法で，インプラント体との接合部まで含めたカスタムメイドのアバットメントが製作可能である．アバットメントの形状をワックスアップしたものを専用のスキャナーを用いて読み取り設計し（computer aided design：CAD），コンピュータ制御のミリングマシンでチタン，ジルコニア製のブロックを切削加工（computer aided manufacture：CAM）し，アバットメントを製作する．

7. インプラント体とアバットメントの連結機構

連結機構には，インプラント体のアクセスホール外側に六角の回転防止機構があるエクスターナルコネクションとインプラント内部に回転防止機構があるインターナルコネクションがあり，インターナルコネクションはさらに嵌合部の形態によってバットジョイントとテーパージョイントに分類される（5章Ⅲ参照）．

エクスターナルコネクションはアバットメントが緩みやすいが，インターナル・バットジョイントとインターナル・テーパージョイントはアバットメントが緩みにくい．

また，プラットフォームシフティングとは，プラットフォーム（インプラント体の最上部）の直径よりも小さい直径のアバットメントを使用することで，インプラント体とアバットメント連結部位から骨までの距離をつくり，炎症性組織の浸潤や上皮組織の侵入を阻止し，インプラント体とアバットメント連結部位周囲の骨吸収を防止する方法である（図2-2-4）．

（佐藤享一，小川真理子）

Ⅲ 成功基準および治療成績

1. インプラントの成功基準（1998年トロント会議）

　1960年代はブレードタイプ，中空タイプ，シリンダータイプ，スクリュータイプ，骨膜下インプラントなどのインプラントが使用されており，治療結果に対する考え方も異なっていた．そこでこれらを集約してまとめられた成功基準がNIH（National Institute of Health）ハーバード会議（1978）であった（表2-3-1）．しかしこの成功基準は，オッセオインテグレーテッドインプラントを使用して治療を行っていた研究者にとっては受け入れがたいものであり，Albrektssonらによって新たに成功基準が提示された（表2-3-2）．これはハーバード会議のものとは大きく異なっていたため論争が起きた．その後,「患者と歯科医師の両者が満足する機能および審美的上部構造をよく支持するのはオッセオインテグレーテッドインプラントである」とされ，トロント会議（1998）でその基準が整備され（表2-3-3），現在でもこれが世界的に使用されている．

2. インプラントの成功率と残存率

1）インプラントの成功率

　インプラントの成功率とは，トロント会議の成功基準を満たしたインプラント治療の治療成績である．インプラント体の成功率はインプラント体表面加工によっても異なり，特に機械加工と粗面加工の間に差がある．Rocciらは粗面のインプラントと機械加工のインプラントを比較し，機械研磨のインプラントの成功率は85.5％（55本中47本），粗面インプラントは95.5％（66本中63本）で,特に骨質の悪いタイプⅣでこの傾向は顕著であったと報告している[3]．

表2-3-1　NIHハーバード会議（1978）
- 各方向に1mm以下の動揺は許容する
- エックス線学的に観察される透過像は基準にならない
- インプラントの垂直的な高さの1/3以下の骨吸収は許容する
- 治療不可能な歯肉炎，炎症および感染がない．隣接歯には損傷がない．知覚異常や知覚麻痺がない
- 75％以上の症例が5年間機能する

表2-3-2　Albrektssonらのインプラント治療成功基準（1986）
- 検査時に個々の連結されていないインプラントは動揺しない
- エックス線学的にインプラント周囲に透過像を認めない
- インプラント埋入後1年以降の経年的な垂直的骨吸収は0.2mm以下である
- インプラントによる持続的および非可逆的な徴候や症状（疼痛，感染，神経麻痺，知覚異常，下顎骨損傷など）がない
- 上記の条件下で，5年成功率85％を最低の成功基準とする

表2-3-3　インプラント治療成功の基準（トロント会議, 1998）
- インプラントは，患者と歯科医師の両者が満足する機能的，審美的な上部構造をよく支持している
- インプラントに起因する痛み，不快感，知覚の変化，感染などの徴候がない
- 臨床的に検査するとき，個々の連結されていないインプラント体は動揺しない
- 機能開始1年以降の経年的な垂直的骨吸収は1年間で平均0.2mm以下である

表2-3-4 インプラントの残存率

著者	調査法	観察期間（年）	インプラントの種類	埋入本数	残存率（%）
Östman ら [4]	前向き	10	Brånemark	121	99.2
Rasmusson ら [5]	前向き	10	Astra Tech	199	98.9
Buser ら [6]	前向き	10	Straumann	511	95.8
Perelli ら [7]	前向き	5	Nobel Biocare（ショートインプラント）	110	95 (5 mm) / 97.1 (7 mm)
Lai ら [8]	後ろ向き	5〜10	ショートインプラント	231	98.3
Arisan ら [9]	後ろ向き	5〜10	Straumann, Dentsply（ナローインプラント）	313	91.4（上顎）/ 93.3（下顎）
Degidi ら [10]	前向き	10	Replace（即時荷重）	63	95
Payer ら [11]	前向き	5	Dentsply（即時荷重）	40	95
McGlumphy ら [12]	前向き	5	HA	429	95
Schwarz-Arad ら [13]	後ろ向き	12	HA	383	95

2）インプラントの残存率（表2-3-4）

インプラントの残存率とは，インプラント体が残存し機能している状態を示す．一次手術から二次手術までの間，すなわちオッセオインテグレーションを獲得する確率（オッセオインテグレーション獲得率）と，オッセオインテグレーション獲得後にその状態を維持する確率（オッセオインテグレーション維持率）に分けられる．

表面を粗面化したチタン製の歯根型インプラントが残存する予知性はほぼ確立されており，10年以上経過での累積残存率は約98%である[1〜6]（表2-3-4）．除去されたインプラント体は上部構造装着後，比較的早期に観察されることが多く，10年以上経過したインプラント体は比較的安定して維持されている．

近年，ショートインプラント（インプラント体の長さが8mm未満）やナローインプラント（インプラント体の直径が3.5mm以下）など，骨との接触面積が小さいインプラント体や，即時荷重（インプラント埋入時あるいはその後1週以内に暫間的なアバットメントを装着し咬合を与える方法）を行ったインプラント体など，従来では予知性が低いと考えられていた治療方法も良好な結果を示している[7〜9]．しかし，これらを長期的に評価している報告は比較的少ない．

HAコーティングのインプラントについてはチタン製インプラントと同様の残存率[12,13]を示しているが，10年以上の累積残存率を示す報告は少ない．

3．上部構造の残存率（表2-3-5）

上部構造の再製作を失敗と定義し，上部構造の残存率は上部構造を再製作せずに使用した全体の補綴装置の割合を示している．

上部構造の残存率は固定性上部構造が可撤性上部構造に比較して高く，この傾向にはインプラント体の残存率が大きく影響している．固定性の上部構造では，荷重担当部位に

表 2-3-5 　無歯顎患者における可撤性および固定性上部構造における補綴装置とインプラント体の残存率[14]

		可撤性インプラント義歯		固定性インプラント義歯	
		上顎	下顎	上顎	下顎
待時荷重	補綴装置	91.4%	88〜100%	96.3〜100%	100%
	インプラント体	94.9〜97.7%（3年）	97.1〜100%（1〜10年）	95.5〜97.9%（3〜10年）	97.2〜98.7%（3〜10年）
早期荷重	補綴装置	ND	82.5〜100%	ND	97.8〜100%
	インプラント体	87.2〜95.6%	97.3〜100%（1〜2年）	93.4%（1〜3年）	98.6〜100%（1〜3年）
即時荷重	補綴装置	ND	88.3〜100%	87.5〜100%	87.5〜100%
	インプラント体	95.6%	89.3〜100%（1〜12年）	98〜100%（1〜3年）	95.4〜100%（1〜3年）

ND：データなし

よる上部構造の残存率に違いは認められない（表 2-3-5）[14].

（佐藤淳一，上野大輔）

Ⅳ 適応症と禁忌症

　インプラント治療の適応症は「患者の主訴の解決，あるいは患者の希望や期待に対してインプラント治療が有効な欠損補綴手段であると考えられる症例」である．

　インプラント治療の適応基準は口腔外科疾患のように明確ではない．適応基準の境界を線で引くことができず，太い幅を持ったグレーゾーンが存在する．しかも，そのグレーゾーンは，術者や患者の特徴により簡単に上下に移動してしまう．なぜならばインプラント治療は，疾患を治療する手段ではなく，眼鏡やコンタクトレンズと同じようにリハビリテーションだからである．義歯で十分な満足が得られている患者にとっては，インプラント治療の適応基準からは，「適応外」ということになる．つまり患者の主訴の解決や希望をかなえるために，他の欠損補綴治療のほうが有効性を担保できるのであれば，その症例はインプラント治療の適応基準から逸脱したものと考えられる．さらに，個々の症例ごとにインプラント治療に対する異なった全身的，局所的リスクファクターが存在し，さらにこれらリスクファクターの重みづけは，術者の知識・技術・経験あるいは患者の個性などによって相対的に変化しうるものであることも適応基準のグレーゾーンを幅広く曖昧なものにしている要因である．

　したがって，インプラント治療の適応基準は，インプラント治療に期待する患者の希望を把握し，症例個々の全身的，局所的リスクファクターを明確にしたうえで，その重みづけとなる歯科医師自らの技量や患者の特徴を十分に考慮して決定されることになる．

　一方，インプラント治療の絶対的禁忌症と考えられる症例は少なく，ほとんどは相対的禁忌であると考えられる．患者の全身状態から手術に対する危険が多ければ，内科的コントロールの後にインプラント治療へ進むことが重要である．また，局所的な因子として，インプラントを埋入するための骨量が少なければ相対的禁忌症となる．これら相対的禁忌症に対しては，次項で述べるリスクファクターを把握することで対応が可能となる．ここでは絶対的禁忌症を列挙する．

1．全身状態

1）口腔外科小手術の絶対的禁忌症となる全身疾患

　コントロールされていない糖尿病，高血圧症や，発作後の経過が短い虚血性心疾患などである．

2）インフォームドコンセントが成立しない精神疾患

　統合失調症やうつ病などで患者の正しい理解が得られなければ絶対的禁忌症となる．

3）成長期の若年者

　若年者では顎骨の成長により咬合状態が大きく変化する．したがって，成長期におけるインプラント治療は絶対的禁忌症となる．

2. 局所状態

1）悪性腫瘍の存在と治療

　口腔内に悪性腫瘍が存在する場合は，インプラント埋入手術により，腫瘍の増大や転移の危険性が増すことになる．また頭頸部領域への放射線治療の既往は，照射線量，照射範囲，照射後の経過時間などによるが，インプラント埋入手術が放射線性骨壊死発生の誘因になる可能性が高ければ絶対的禁忌症となる．当然，化学療法中のインプラント埋入手術は絶対的禁忌症である．

2）急性炎症の存在

　口腔内に急性化膿性炎症が存在する場合は，炎症の拡大や微小循環障害による創傷治癒不全を招くおそれがあるため絶対的禁忌症となる．

（矢島安朝）

V リスクファクター

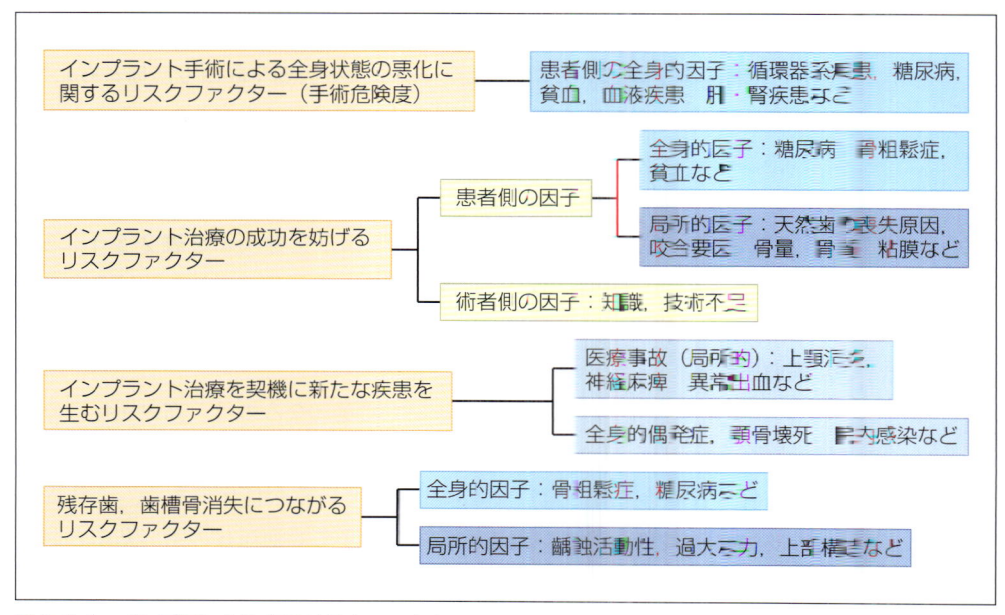

インプラント治療のリスクファクターは，4項目に分類される（図2-5-1）．はじめに，「インプラント手術による全身状態の悪化に関するリスクファクター」つまり「手術危険度」である．これは，当然，患者側の全身的な因子が主となる．

2番目は，「インプラント治療の成功を妨げるリスクファクター」である．これは患者側の因子として全身的因子と局所的因子に分けられる．全身的因子としては，糖尿病や骨粗鬆症などがあり，局所的因子としては，口腔内のさまざまな状態が影響することになる．さらに，「インプラント治療の成功を妨げる術者側の因子」，つまり術者の知識と技術が治療の成功に大きな比重を占めていることは臨床的に明らかである．

3番目は，「インプラント治療を契機に新たな疾患を生むリスクファクター」である．医療事故が起これば，神経損傷，上顎洞炎などの新たな疾患が生まれることになる．また，全身的な項目として，院内感染が生じれば，医療従事者や別の患者に新たな疾患が生まれる可能性が発現することになる．またビスフォスフォネート系薬剤（BP製剤）を服用している患者は，BP関連顎骨壊死（BRONJ）の発現頻度が高いというリスクが生じる．

4番目として，インプラント治療の目的は，"失われた口腔機能と審美性の回復ならびに残存歯や残存歯槽骨を保全する"と定義されているため，「残存歯や残存歯槽骨の消失につながる全身疾患および局所疾患」は，これもまたリスクファクターとなりうるわけである．

図 2-5-1　インプラント治療のリスクファクター

表 2-5-1　インプラント治療のリスクファクターとなる全身疾患

・循環器疾患 　虚血性心疾患（狭心症，心筋梗塞） 　高血圧症 　先天性心疾患 　感染性心内膜炎　など	・脳血管障害 　脳梗塞 　脳出血　など
	・血液疾患 　貧血 　出血性素因
・呼吸器疾患 　気管支喘息，アスピリン喘息 　慢性閉塞性肺疾患　など	・自己免疫疾患 　関節リウマチ 　全身性エリテマトーデス
・消化器疾患（肝疾患，腎疾患を含む） 　肝機能障害 　腎機能障害 　胃・十二指腸潰瘍　など	・アレルギー疾患 　金属アレルギー 　薬物アレルギー
	・特殊感染症 　HBV，HCV，HIV　など
・代謝・内分泌系疾患 　糖尿病 　骨粗鬆症 　甲状腺疾患（機能亢進症，低下症） 　副腎疾患（Addison 病，医原性副腎機能低下症）　など	・その他 　投与薬剤による問題 　　ビスフォスフォネート系薬剤使用患者 　　ステロイド薬使用患者 　　抗血栓療法薬使用患者 　頭頸部扁平上皮癌の既往 　放射線治療の既往 　喫煙
・精神疾患 　統合失調症 　うつ病	

黒字：主として「手術に対するリスク」のあるもの
青字：「手術に対するリスク」と「治療の成功を妨げるリスク」のあるもの

1．全身的リスクファクター

　インプラント治療の全身的リスクファクターとして重要なものは，「手術危険度（インプラント手術による全身状態の悪化に関するリスクファクター）」と「インプラント治療の成功を妨げるリスクファクター」の2つである．インプラント手術の危険度とは，口腔外科小手術における危険度と一致し，対象となる疾患や評価も同様と考えてよい．つまり，全身的に口腔外科小手術を安全に行いうる症例は，インプラント手術も安全であり，適応と考えてよい．一方，「インプラント治療の成功を妨げる全身的リスクファクター」とは，失敗につながる因子を明らかにすることである．
　インプラント治療のリスクファクターとなる全身疾患を表 2-5-1 に示す．ここでは，臨床的に頻度の高い疾患，あるいはインプラント治療の成功を妨げる全身疾患について以下に記載する．

1）高血圧症

　インプラント手術に対する危険度として問題となるのは，高血圧症の原因となっている動脈硬化が進行し，脳（脳出血・クモ膜下出血，脳梗塞），心臓（狭心症，心筋梗塞，心不全），腎（腎障害・腎不全）などに出現している合併症である．これは，インプラント手術独特のリスクではなく，通常の抜歯に対する高血圧症の適応基準と同じであると考えてよい．

2）糖尿病

　糖尿病は，インプラント手術時における危険度とインプラント治療の成功を妨げる全身的リスクファクターの両者に深く関係している．

　コントロール不良な糖尿病患者のインプラント手術時には，多くの場合，意識障害を伴った低血糖が問題となる．また術中のストレスによりインスリンのアンタゴニストであるアドレナリンの分泌が増加することによる過血糖にも注意が必要である．さらに術後の疼痛や腫脹により摂取カロリーが減少し，日常のインスリンや血糖降下薬が投与されると低血糖が問題となる．

　一方，糖尿病は高血糖による微小血管の障害が発現し，組織・臓器の低酸素状態を引き起こし，さらに好中球の機能にも障害を与えるため，感染の危険性が増し，創傷の治癒が遅延する創傷治癒不全は，インプラント埋入手術後に感染を惹起し，治療の失敗を招く．また，メインテナンス中にインプラント周囲炎を繰り返すことも問題となる．これらはインプラント治療の予後に大きな影響を及ぼす．糖尿病は，骨代謝にも大きな影響を与える．インスリンの骨における主たる標的細胞は，インスリン受容体をもつ骨芽細胞で，インスリンはこの受容体を介して，骨芽細胞の増殖・分化を促進し，骨基質の主成分であるⅠ型コラーゲンの産生を亢進させる．したがって，糖尿病のインスリン欠乏や高血糖状態は，骨芽細胞の機能や数を低下させ，低回転型骨粗鬆症の病態を招くことになる．したがって，インプラント治療における糖尿病は，軟組織の創傷治癒不全や易感染性ばかりではなく，骨の治癒やオッセオインテグレーションにとってもリスクの高い疾患である．

3）骨粗鬆症

　骨粗鬆症は，インプラント治療成功を妨げる全身的リスクファクターとして問題となる疾患である．

　埋入したインプラントが，完全に骨と固定されるために重要なことは，十分な初期固定力とその後に起こるオッセオインテグレーションである．インプラントの初期固定は，主として埋入部位の骨質，骨量によって決定される．この時点で，骨粗鬆症による骨密度や骨質の劣化があれば初期固定失敗の大きなリスクファクターとなる．さらに，オッセオインテグレーションとは，初期固定の機械的嵌合力が徐々に減少し，そこに生じた小さな空隙に新生骨が添加して，骨とインプラントが直接新生骨により結合することである．しかし，いったん獲得されたオッセオインテグレーションは，長期間継続しなければインプラントは脱落することになる．インプラント周囲の骨は代謝し常に新しい骨に置き換わっているため，正常なリモデリングが行われなければオッセオインテグレーションも破綻することになる．正常なリモデリングが行われない代表的な疾患は骨粗鬆症である．

4）貧血

　貧血は酸素の運搬機能が低下し組織の酸素欠乏を生じる．低酸素状態は創傷治癒を遅延させ，局所の免疫力の低下と相まって感染を起こしやすくする．インプラント埋入手術後の術後感染の危険性や，上部構造装着後，インプラント周囲炎の発症の可能性，さらに重篤な感染症への移行などが問題となる．

表 2-5-2 抗血栓療法患者とインプラント手術

インプラント手術に際して，
1. 致命的な血栓形成を予防するため，抗血栓薬は継続し，異常出血に対しては局所止血で対応（抗血栓薬継続下でのインプラント手術に対するエビデンスは不十分）
2. 現時点では，INR が 2.5 以上の場合は，専門医療機関へ
3. ワルファリン服用患者では，原則として INR を手術当日に測定
4. 局所止血は，縫合，パック剤，止血床によって物理的に止血
5. 多数のインプラント埋入は避ける
6. 内出血斑（皮下出血）出現の可能性を事前に説明
7. 抗菌薬，鎮痛薬の投与に注意：ワルファリン作用増強，ビタミン K 欠乏など
8. 抗血栓薬の処方医や口腔外科専門医との医療連携が重要

5）抗血栓療法を受けている患者

慢性期の血栓性疾患や心臓の弁置換などの術後には，抗凝固薬や抗血小板薬が投与されている．これらの患者では，インプラント手術時に異常出血が問題となり手術時の危険度と関係する．

近年，抜歯と同様にインプラント手術においても，抗血栓療法薬の内服は継続し，局所の止血処置で対応することが，致命的な血栓形成を防止するうえで安全であるといわれている．したがって，抗血栓療法薬を処方している内科主治医との十分な連携が重要である．

抗血小板薬は抗凝固薬に比べて出血のリスクが少ないため，ワルファリン療法のモニタリングとして使用されている INR のような検査方法はまだない．したがって，抗血小板薬を継続したままで，慎重な手術と確実な止血処置に努める必要がある．表 2-5-2 に日本口腔インプラント学会シンポジウムにおいて提案された「抗血栓療法患者とインプラント手術」についての基準を示す．

6）ビスフォスフォネート系薬剤使用患者

ビスフォスフォネート（BP）は，悪性腫瘍に伴う高カルシウム血症，骨転移あるいは骨粗鬆症の治療薬として多くの患者に用いられ，臨床的に有効性の高い薬剤であるといわれている．通常，注射用 BP は悪性腫瘍患者に，経口用 BP は骨粗鬆症患者に用いられることが多い．しかし BP 系薬剤投与患者において，歯科治療を契機とした BP 系薬剤関連顎骨壊死（Bisphosphonate-related osteonecrosis of the jaws：BRONJ）の発症が大きな問題となっており，これらの多くは，抜歯やインプラント手術といった顎骨に侵襲のおよぶ観血処置をきっかけとして発症し，きわめて難治性の疾患であり，治療法も確立していない．したがって，インプラント治療では，埋入手術により骨への侵襲が加わることも問題となるが，上部構造を装着したのちも，インプラントには天然歯のような上皮付着の機構がないため，常に生体内の環境と外部の環境が交通している状態であることが，インプラントの治療期間，あるいはメインテナンス期間すべてにわたって BRONJ の大きなリスクファクターであると考えられる．

2. 局所的リスクファクター

局所的リスクファクターとその適応は，図 2-5-2 のように分類できる．

第2章 口腔インプラント治療の特徴

1. 天然歯の喪失原因	歯周病	→ 歯周病細菌数あるいは対総菌数比の改善後に適応
	齲蝕	→ 残存歯の齲蝕のコントロール後に適応
	力	→ 力のコントロール（ナイトガード，咬合調整など）後，厳重な管理を前提に適応

2. 咬合要因	上下顎対合関係	Ⅰ級 → 適応
		Ⅱ級 → 過大な力の回避（矯正治療，咬合接触・誘導条件の工夫）により適応
		Ⅲ級
	咬合支持	残存歯で咬頭嵌合位を確保（下顎位安定）→ 適応
		残存歯で咬頭嵌合位不確実（下顎位不安定）→ 残存歯とのバランスを配慮して適応
		無歯顎 → 上下顎のバランスに配慮して適応

3. 骨量	十分	→ 適応
	不足	骨高・骨幅ともに不足 → 広範囲にわたる骨造成法併用により適応
		骨高不足，骨幅十分 → 骨造成法併用により適応 / 短いインプラント応用により適応
		骨幅不足，骨高十分 → 骨造成法併用により適応 / 細いインプラント応用により適応

4. 骨質	十分な初期固定力を発揮する骨質（皮質骨が厚い）→ 適応
	不十分な初期固定力だけの骨質（皮質骨が薄く，海綿骨が密）→ 手術手技の工夫（ボーンコンデンスなど）により適応 / インプラントの表面性状・形状の選択（HAなど）により適応
	まったく初期固定力を発揮できない骨質（皮質骨が薄く，海綿骨が粗）→ 基本的に適応外

5. 粘膜	十分な非可動粘膜幅（4mm以上）→ 適応
	不十分な非可動粘膜幅（2〜4mm）→ 厳重なメインテナンスを前提に適応
	可動粘膜（非可動粘膜幅：2mm未満）→ 口腔前庭形成術により適応

6. 審美的要因	スマイルライン，リップサポート，粘膜の厚さ → ワックスアップ，口腔内写真，シミュレーションなどによる説明と患者の同意により適応

7. 作業上の要因	咬合高径 → 骨頂から対合歯まで7mm以上で適応
	開口量 → ドリル，ハンドピース，ドライバーなどの使用困難があれば基本的に適応外

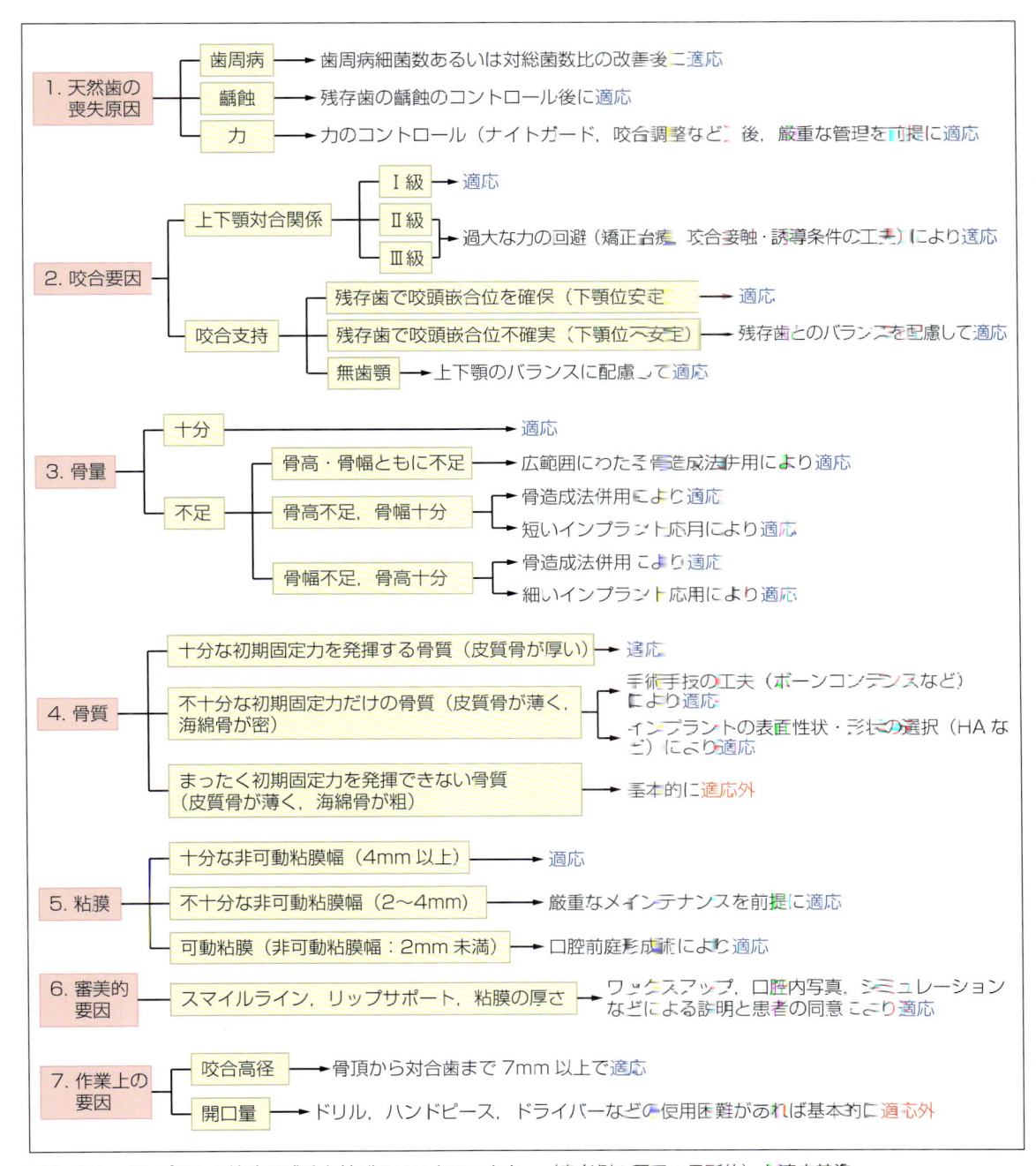

図2-5-2 インプラント治療の成功を妨げるリスクファクター（患者側の因子：局所的）と適応基準

1）天然歯の喪失原因

　天然歯の喪失原因は，インプラント失敗の原因となりやすい．歯周病で天然歯が喪失した症例は，口腔内の歯周病細菌によってインプラント周囲炎へと発展しやすい．力による天然歯の破折が原因で歯を喪失した症例は，インプラントも力によって失敗しやすい．齲

35

蝕活動性の高い口腔内では，残存歯のコントロールが難しく，残存歯の喪失はインプラントへの負担増加につながる．

2）咬合要因

咬合要因もリスクファクターとなる．上下顎の対合関係でⅡ，Ⅲ級は過大な力を回避するための手段が必要となる．また，残存歯によって下顎位が決まっていれば，インプラントの経過も安定しているが，すれ違い咬合のような場合では，大きな力が加わるため天然歯，インプラントともに経過が不安定となりやすい．

3）骨量

骨量不足も成功を妨げるリスクファクターとなる．骨高・骨幅ともに不足していれば，広範囲な骨造成法を行った後にインプラント埋入へと進むことになる．骨高は十分だが骨幅が不足している症例は，細いインプラントを用いるかベニアグラフトなどの骨造成法を併用しなければインプラントは適応できない．逆に骨幅は十分だが骨高が不足している場合は短いインプラントを用いるか，上顎洞底挙上術などの骨造成法を併用して適応となる．

4）骨質

骨質の不良があれば，インプラントの表面性状・形状を選択する必要があり，具体的にはHAインプラントを用いる場合が多い．チタン製インプラントは，初期固定が絶対条件であるが，HAインプラントでは必ずしも初期固定を必要としない場合もある．手術手技の工夫（ボーンコンデンスなど）によっても，初期固定力を得ることは可能であるが，皮質骨がきわめて薄く，海綿骨も著しく粗であれば原則として適応外となる．

5）粘膜

インプラント周囲粘膜の非可動粘膜幅もリスクファクターとなる．非可動粘膜の幅が少なければ，粘膜移植などの口腔前庭形成術の併用を条件に適応となる．

6）審美的要因

審美的要因としては，スマイルライン，リップサポート，粘膜の薄さが問題となるが，これらに関しては，ワックスアップ，口腔内写真，シミュレーションなどによって，事前に治療後の状態をわかりやすく説明し，患者の同意が取れた症例が適応となる．

7）作業上の要因

作業上の要因としては，咬合高径と開口量が問題となるが，通常，骨頂部から対合歯までは最低でも7mm以上を必要とする．また開口量が不足してインスツルメントの使用が不可能であれば基本的に適応外となる．

（矢島安朝）

Ⅵ 治療の手順

1. 診察・検査

　口腔インプラント治療の診察・検査では，全身的または局所的なリスク因子を明確にする．

　まず全身状態については，問診・検査および他科対診を行い，高血圧症，糖尿病，貧血および骨粗鬆症など全身疾患の有無や状態を把握し，必要な場合は原疾患の治療を優先するよう指導する．

　局所の状態に関しては，顎機能，咬合状態および残存歯や歯周組織の状態を把握し，要治療項目に関しては，インプラント治療開始前に改善する必要がある．特に重度歯周疾患を有する患者においては，歯周治療を優先すべきである．

　エックス線検査はパノラマ画像やCT画像が必要とされ，その画像情報をもとに治療計画が立案される．

2. 治療計画

　前述の診察や検査の結果をもとに，治療計画の立案を行う．その内容には，治療の時期，治療前処置（抜歯，齲蝕治療，歯周病治療，暫間補綴装置製作など）の有無，インプラント埋入術式，硬組織・軟組織の移植の有無，上部構造の形態，メインテナンスの方法などが含まれる．また，治療期間や費用なども算出し，患者に説明を行う．

　口腔インプラント治療は，通常の歯科診療と比較して非常に長期間となるため，治療効率の高い計画を立案する必要がある．また，抜歯後の治癒期間やインプラント埋入後の免荷期間は暫間補綴装置を使用できない可能性があり，患者のQOLが著しく低下するため，その間の生活指導なども治療計画に組み込む必要がある．

3. インフォームドコンセント

　インプラント治療を開始する前には，治療法の長所・短所，治療のリスク，治療期間や費用負担などについての説明を行う．多くの患者は，インプラントに対して過度な期待や誤解をもっており，それらを解消するためには多くの時間を要する．

　また，患者の主訴の改善に有効な，その他の治療法についても説明を行い，患者の自由意思で治療内容を選択できる環境が必要である．

4. インプラント埋入手術

　一般的に，インプラントの埋入は，歯周病や糖尿病などの内科的疾患に罹患しておらず，埋入後の初期感染が起こりにくい状況で，骨量が十分である場合は1回法で行われ，逆に初期感染が起こりやすい場合や，骨量不足のため骨増生法を併用する場合には，2回法で行われる（表2-6-1）．しかしながら，術後に義歯を使用する症例で1回法の手術を行っ

表 2-6-1 インプラント体の埋入術式

術式	1回法	2回法
	術後，インプラントは口腔内に露出する	術後，インプラントは粘膜で被覆される
利点	手術回数が1回である 治療回数が少ない 骨結合の程度を直接確認できる（専用の機器が必要となる）	初期感染のリスクが低い 免荷期間中のインプラントを保護できる 骨造成法が併用できる
欠点	初期感染のリスクが高い 骨造成法を併用できない	手術が2回必要になる

た場合，免荷期間中のインプラントに対して，義歯を介して伝達された咬合力が影響し，オッセオインテグレーションの獲得が阻害される可能性があるため，2回法が選択される．インプラントの埋入は，低速・高トルクのエンジン（800～2,000 rpm）と専用のドリルで埋入窩の形成を行い，インプラント体の埋入を行う．インプラント埋入手術後は3～4カ月の免荷期間を設ける．

5. アバットメント連結手術

2回法で埋入手術が行われた場合，免荷期間終了後に二次手術としてアバットメント連結手術を行う（図2-6-1）．粘膜を剝離しインプラント体を露出させ，その周囲の余剰骨や結合組織を除去し，アバットメントの装着を行う．その後，粘膜を縫合し，7～10日の

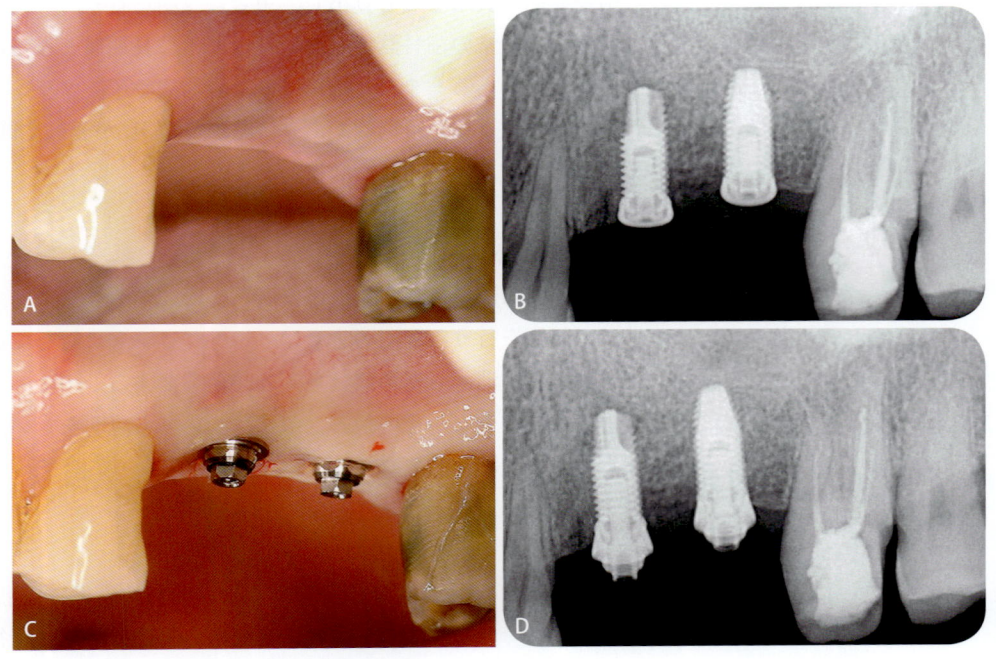

図 2-6-1 アバットメント連結手術
A, B：術前，C, D：術後．
エックス線写真を用い，アバットメントの適合状態を確認する．

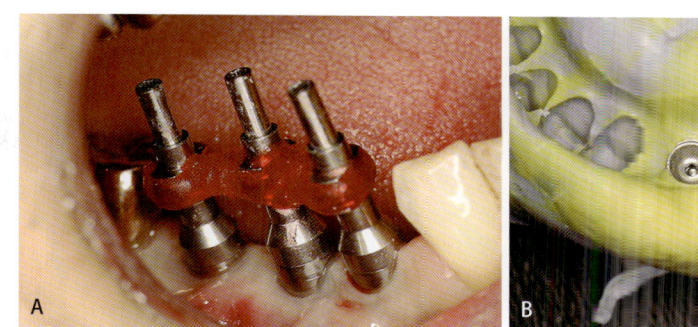

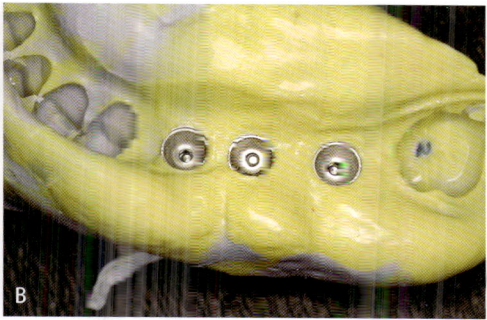

図2-6-2　インプラントの印象採得
A：インプラント体に印象用コーピングが装着されている．B：印象用コーピングを取り込むピックアップ印象が行われる．

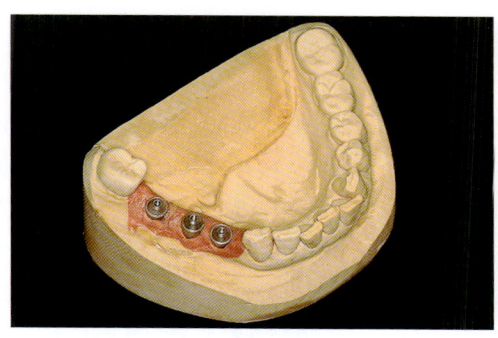

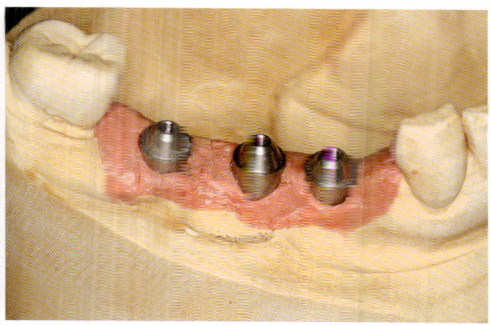

図2-6-3　インプラントの作業用模型
インプラント体には，インプラントアナログが埋め込まれており，シリコーンゴム製材料で粘膜形態が再現されている．

治癒期間の後，上部構造の製作へと進む．

インプラント体周囲に残遺した微小な余剰骨や結合組織が原因となり，アバットメントが的確に装着されていない可能性があるため，術後にデンタルエックス線写真で，適合状態を確認する必要がある．

6. 上部構造の製作

従来の補綴手技とインプラントの上部構造製作過程で大きく異なる点は，印象採得と作業用模型製作である．まず印象採得は，解剖学的形態とインプラントの埋入位置・方向を作業用模型に反映させることを目的としており，インプラント体には印象用コーピングとよばれる専用のコンポーネントを装着し処置を行う（図2-6-2）．次に作業用模型は，インプラント周囲粘膜の形態をシリコーンゴム製材料で再現したゴム模型となり，インプラント部にはインプラント体の形態を模した金属製のインプラントアナログが埋め込まれる（図2-6-3）．作業用模型が完成した後は，従来の補綴手技と同様，咬合採得・試適・完成装着という流れとなる．

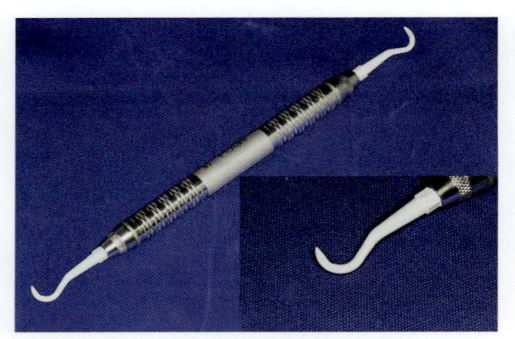

図 2-6-4　インプラントのプロフェッショナルケアで使用されるプラスチックスケーラー

7. メインテナンス

　口腔インプラント治療の長期安定のためには，日常のホームケアと定期的なプロフェッショナルケアが必要である．ホームケアの主体は，残存歯やインプラント周囲のブラッシングであるため，治療期間中に刷掃指導（TBI）を行い，その方法を患者に習得させることが重要となる．また，パラファンクションを有する患者には，ナイトガードなどの使用を推奨する．プロフェッショナルケアの間隔は，患者のホームケアの状況や口腔内環境によって調整する．1口腔単位で診察・検査をし，咬合調整やデブライドメントが行われる．インプラント部で使用するプローブやスケーラーはプラスチックやチタン製を選択する（図 2-6-4）．

（本間慎也，矢島安朝）

Ⅶ 埋入時期と治癒期間

1. インプラント体埋入の骨の創傷治癒

1) 出血凝固・炎症期

インプラント埋入窩形成後，インプラント体を埋入すると，インプラント埋入窩の骨壁とインプラント体との間にわずかな間隙が生じる．この間隙は最初に血液で満たされ，フィブリンが形成され血餅となり，毛細血管の拡張，新生血管の増殖が起こる．血中の血小板は破壊された血管周囲の血栓やフィブリンなどに付着し，血管内皮細胞増殖因子（PDECGF），線維芽細胞増殖因子（FGF），形質転換成長因子（TGF-β）などの成長因子を放出する．

次に貪食作用をもつ好中球，マクロファージが遊走し，破壊された細胞，細菌などをマクロファージが貪食する．さらに血小板，リンパ球，血管内皮細胞などによって活性化されたマクロファージは線維芽細胞の増殖を促進する．

2) 組織修復（肉芽組織）期

コラーゲン線維，フィブロネクチン，ヒアルロン酸，マクロファージ，リンパ球，線維芽細胞，肥満細胞，新生血管などにより肉芽組織が形成される．このなかに骨膜や骨髄中に存在すると考えられている骨原性細胞が出現する．

3) 組織再構築期

インプラント体周囲の骨形成は，インプラント埋入窩形成骨断端よりインプラント体表面に向かう骨成長（遠距離骨形成）とインプラント体表面で発現する骨形成（接触骨形成）に分けられる．

2. 初期固定

インプラント体がオッセオインテグレーションを獲得するには，インプラント体のマイクロムーブメント（微小動揺）をできるだけ避けることが重要である．このためインプラント体埋入時の固定が重要となる．このときの固定を初期固定とよび，インプラント体と周囲骨との間の嵌合力により得られる安定性と定義され，機械的安定性ともいう．これは顎骨の骨質や骨量，外科手技，インプラント体のデザインによって左右される．さらにこの後にインプラント体と骨界面で起こる骨新生と骨改造によって得られた安定性を二次固定，または生物学的安定性という（図2-7-1）．

初期固定の診断は，インプラント体埋入時の最終的なトルク値（回転させるために必要な力；単位はNcm），インプラント安定数（implant stability quotient：ISQ）（ISQ値），ペリオテスト値（PTV）によって行うことが多い．ISQ値を測定するには，共鳴振動周波数を分析する装置（オステル®）が使用される．これは本体とトランスデューサー（振動変換機）で構成されている．トランスデューサーをインプラント体に固定して共鳴振動周波数を分析する．周波数はインプラント安定数（ISQ）に変換され，本体のモニター上

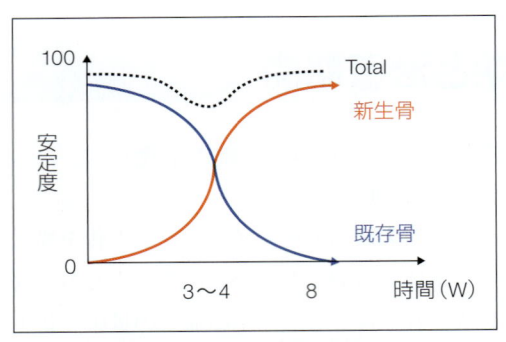

図 2-7-1　インプラント体周囲の骨吸収と骨形成

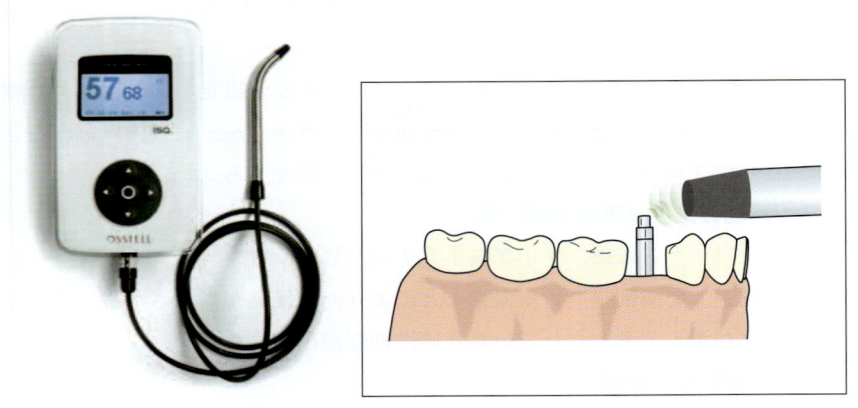

図 2-7-2　オステル®

図 2-7-3　オステル値と荷重プロトコールの目安

で1～100までの数値が表示される（図2-7-2）．再現性に優れており，インプラント埋入時には60以上のISQ値が必要といわれ，オッセオインテグレーション獲得時は70以上の値を示すことが多い（図2-7-3）．これらの結果を参考にして待機期間を決定することも可能である．また動揺度検査装置（ペリオテスト®）を使用し，初期固定を測定することも可能である．これは接触型の測定装置で簡便である（図2-7-4，表2-7-1）．

3．荷重時期（表2-7-2）

1）待時荷重，遅延荷重

インプラント体埋入から2カ月以上経過後にアバットメントを装着し，暫間上部構造を

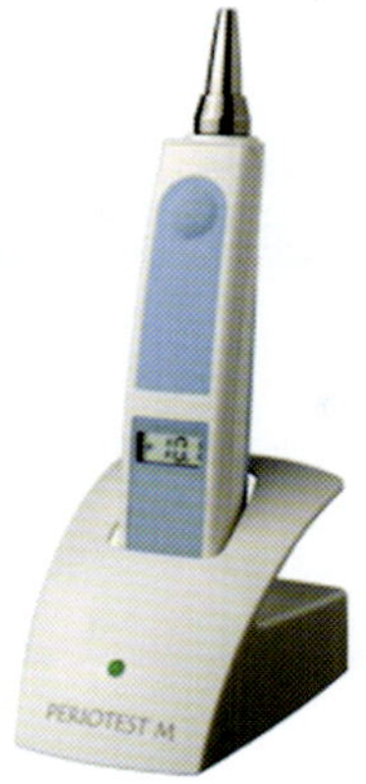

第2章　口腔インプラント治療の特徴

表 2-7-1　ペリオテスト値（PTV）によるオッセオインテグレーション獲得の判定基準

二次固定

PTV	
−07〜0	オッセオインテグレーションの獲得
0〜05	境界
06≦	オッセオインテグレーションが獲得されていない

図 2-7-4　ペリオテスト®

表 2-7-2　荷重プロトコールの定義と変遷（文献9）より引用）

	即時荷重	早期荷重	待時荷重（通常荷重）	遅延荷重	解説
バルセロナコンセンサス（2002）	<24時間	>24時間 <3〜6カ月	3〜6カ月	>3〜6カ月	非咬合性荷重：中心咬合位で咬合接触を付与しない修復
ITI コンセンサス（2003）	<48時間	>48時間 <3カ月	3〜6カ月	>3〜6カ月	即時修復：咬合接触を付与しない即時荷重
EAO コンセンサス（2006）	<72時間		>3カ月（下顎） >6カ月（上顎）	>3〜6カ月	即時修復もしくは非機能即時荷重は，インプラント埋入後72時間以内の咬合接触を付与しない修復
Cochrane システマティックレビュー（2007）	<1週	>1週 <2カ月	>2カ月		即時荷重は咬合接触の有無を問わない
ITI コンセンサス（2008）	<1週	>1週 <2カ月	>2カ月		

装着して咬合負荷をかけることを待時荷重という．さらに荷重までに時間をかける場合を遅延荷重といい，インプラント体埋入後，下顎で3カ月，上顎で6カ月咬合負荷を避けることもある．

2）早期荷重

インプラント体埋入から1週〜2カ月までの間にアバットメントを装着し，暫間上部構造を装着して咬合負荷をかけることをいう．

3）即時荷重

インプラント体埋入時あるいはその後1週までの間にアバットメントを装着し，暫間上部構造を装着して咬合負荷をかけることをいう．骨質が良好で，強固な初期固定が得られた場合に行われる．

（佐藤淳一）

第3章

治療計画（診察・検査・診断）

I 診察と検査

まずはじめに行う主な項目は以下の通りである．
① 医療面接
・主訴および患者の個性の把握
・現病歴・既往歴・家族歴・社会歴・生活観
② 全身および局所の診察
③ 術前臨床検査
④ 補綴学的検査
⑤ 歯周病学的検査
⑥ 放射線学的検査

1．医療面接

　初診で来院した患者はわれわれ医療者側とは初対面となると同時に非常に恐怖心と不安感で緊張も高まっている．そのような環境から一刻も早く解き放たれるように心がけながら医療面接を開始することが大切である．「医療者−患者関係の確立」というよりも「人間関係の確立」が重要である．患者は何を情報源としてあなたの元に来院することになったのか．○○（大学）病院ならその○○病院の名声を頼りに，○○歯科医院ならその○○歯科医院の名声を頼りに期待と不安を持って来院しているのである．その期待に応えるべく接することが大切である．医療面接ではコミュニケーションから開始されるため，まず患者の訴えを聞くことが重要である．

　必要な情報を噛み砕いて伝達し，それを理解してもらうことを念頭におきながら進める．そしてその情報を得ることにより患者に意思をもって自己決定してもらうというのがインフォームドコンセントの理念である．そしてこの医療面接での目標とは，医療者と患者の垣根を取りさって理解しあえる関係を築くということでもあるため，自分の考えを自分の尺度で他人に押しつけたり，見下したりするような言動は避け，あいさつや言葉づかい，身だしなみといった一般的なマナーも大切であり，人間性豊かな心で接するように心がけるべきである．

　コミュニケーションから「患者が何を求めているのか」（主訴）を読み取り，患者の自尊心を損なうことのないよう配慮しながら医療面接を行う．そして，①患者の情報を得て，

表 3-1-1　全身および局所の診察項目

全身状態	身長，体重，血圧，脈拍，心電図，呼吸状態，体温，顔色，表情，栄養状態，姿勢，食欲，排尿・便，喫煙の有無，妊娠の有無など
口腔内状態	上下口唇・頬粘膜・歯肉・舌・口蓋の状態，唾液の分泌状態，上下歯列と咬合状態など
口腔外状態	咀嚼筋，胸鎖乳突筋，唾液腺，頸部，リンパ節（オトガイ下，顎下，前頸部，側頸），甲状腺，顎関節，下顎運動の状態など

②患者との人間関係を築き（ラポールの形成），③患者の治療へのモチベーションをはかり教育していくのである．そのために問診を行い，患者の主訴・現病歴・既往歴・家族歴・社会歴を聴取することで，病状とともに患者の性格だけでなく背景や心理状態の把握に努める．まずは患者の個性を重んじつつ，訴えをすべて聞くようにする．そしてお互いに話し合い，必要な検査を行いながら，徐々に動機づけしつつ治療へのサポートをしていくことが重要である．

2．全身および局所の診察

続いて診察に入る．口腔内はもとより全身的な状態をも把握することが必要である．まず全身的診察では，患者の顔色・表情・栄養状態や体格などを，口腔内では咬合関係・粘膜の状態・唾液の分泌状態などを視診で把握する．ついで触診により顔面・頸部や耳下腺および頸部リンパ節と顎関節を診察し，口腔内では上下口唇・頬粘膜・歯肉，舌・口蓋に腫脹や疼痛や違和感などないか診察していく．特に顎関節になんらかの異常（開口障害や関節雑音など）がある場合には，現状を詳細に診療録へ記録するとともに経過を観察することも必要となる．そして噛みしめる習癖や夜間のブラキシズム，骨隆起の有無の確認も行う．また口腔内外の不定愁訴や一貫性の欠落した言動のチェックも欠かせない（口の中が乾く，舌がピリピリしている，咬み合わせにこだわりがあるなど）．

以上の事項を含めながら，全身と局所（口腔内・外）の所見をチェックする（表 3-1-1）．
医療面接とともに全身・局所の診察を進めながら，今一度聞き漏れや記入漏れがないか，再確認も必要である．また患者によっては話すことを躊躇している場合もあるので，特に既往歴についてはこれまでに局所麻酔を受けて気分が悪くなったりしたことがないか，薬剤などでアレルギー反応を生じたことがないかなど，なんらかのエピソードが聴取できれば診療録に記載しておくべきである（表 3-1-2, 3）．

3．術前臨床検査

治療方針立案に先立って，患者の全身状態を把握しなければならない．内科などでの定期検診を受けているようであれば，最近のデータをみせてもらいながらチェックする．問題のある項目があれば，かかりつけ医に対診をとって状況を把握し，コントロールの必要性の有無について評価する．問診から得た病歴により，現在治療中の疾患があれば必ずその情報収集を行い，把握する．特に血液検査は重要である．術前における臨床検査では下

表 3-1-2　問診で明らかにするべき各種疾患

循環器系疾患	高血圧症，狭心症・心筋梗塞不整脈，弁膜疾患など
呼吸器系疾患	喘息，肺気腫，肺炎，肺結核など．
消化器系疾患	逆流性食道炎，食道静脈瘤，潰瘍性大腸炎，胃潰瘍，十二指腸潰瘍，胃癌など
脳血管性疾患	脳梗塞・脳内出血など
肝臓系疾患	アルコール性肝炎，ウイルス性肝炎，肝硬変など
腎臓系疾患	慢性腎不全，人工透析など
代謝・内分泌疾患	糖尿病，骨粗鬆症，甲状腺機能異常，副腎機能異常など
自己免疫疾患	関節リウマチ，Sjögren 症候群，全身性エリテマトーデス，アトピー性皮膚炎など
精神疾患	統合失調症，うつ病など
血液系疾患	貧血，白血病，出血性素因など
その他	薬物アレルギー，金属アレルギー，喫煙，放射線治療の既往など

表 3-1-3　問診で明らかにするべき服薬状態

- ビスフォスフォネート系薬剤
- ステロイド薬
- 免疫抑制剤
- 抗血栓療法薬
- 骨代謝疾患治療における生物学的製剤など

表 3-1-4　基本的検査項目

血液一般検査	ヘモグロビン，赤血球数，白血球数，血小板数など
血液生化学検査	総タンパク，A/G 比，GOT，GPT，γ-GTP，尿素窒素，クレアチニン，血清鉄，中性脂肪，総コレステロール，空腹時血糖，HbA1c など
免疫血清検査	梅毒検査，B 型肝炎，C 型肝炎，HIV など
止血機能検査	出血時間，凝固時間，PT-INR など
尿検査	尿糖・ケトン体，尿タンパク，潜血など
その他の検査	血圧測定，心電図検査（不整脈），SpO_2 など

記にあげられるスクリーニングや必要に応じてアレルギーや感染症の有無を明らかにするための検査が行われる．また処置の侵襲の大きさによっても検査項目の追加が必要な場合もある．

基本的な検査項目を表 3-1-4 に示す．

4．補綴学的検査

咬合関係および下顎運動状態などを検査する．特に研究用模型を製作して残存歯や歯の欠損部位の骨や粘膜の状態，対合関係を診察したり，咬合平面や歯の審美性を検査する．

挺出歯や傾斜歯，捻転歯などによって位置の異常あるいはクリアランス（垂直・水平的）が不足している場合には術前処置（補綴的・矯正的）により顎間距離の適正化および咬合状態の改善が必要になる．また埋入部位や咬合に影響を与えるような埋伏歯があれば前もって抜歯を行っておく．

1）不正咬合の種類

① 個々の歯の位置異常：転位歯（唇側転位，頰側転位，舌側転位，近心転位，遠心転位），回転，高位，低位，移転

② 歯列弓形態の異常：狭窄歯列弓，V字形歯列弓，鞍状歯列弓，空隙歯列弓，短径歯列弓
③ 歯列弓関係の異常：近遠心関係，水平関係，垂直関係

2) 主な診察・検査すべき点
① 垂直的関係（対合歯とのクリアランス）は骨頂部から最低7mm存在する．
② 近遠心的関係では天然歯とインプラント間が1.5～2.0mmおよびインプラントとインプラントの間に3.0mmの距離が確保できる．
③ 顎機能検査において正常範囲内である．
・顎運動（開閉口時の偏位の有無や関節雑音）
・開口量
・顎関節および周囲組織（顎関節・咀嚼筋および頭頸顔面の疼痛の有無）
・咬合性外傷の有無（歯の咬耗状態，早期接触，側方圧，ブラキシズム：グラインディング，クレンチング，タッピング）（6章Ⅲ参照）
・咬合状態（咬合平面，スピー彎曲，オーバーバイト，オーバージェット，中心咬合位，側方運動位，前方運動位，中心位など）
・スマイルライン（リップライン）の位置

5. 歯周病学的検査

まず保存不可能な歯がないかの診察が必要である．歯周ポケット，BOP（bleeding on probing），歯の動揺度，歯肉の退縮，付着歯肉の状態，歯周病関連細菌などを検査する．また必要に応じて術前に口腔内細菌検査を行い，動機づけに用いることもある．プラークコントロールを徹底し，歯周初期治療により歯周ポケットの改善をはかることが大切である．

1) 検査項目
① プロービングデプス（ポケット深さ）
② プロービング時の出血（BOP）
③ 根分岐部病変
④ 口腔清掃状態
⑤ 小帯の状態
⑥ 歯槽粘膜（非角化）の状態や口腔前庭の深さ（ブラッシングしやすいか）
⑦ 歯肉の形態（バイオタイプ；thick-flat type, thin-scalloped type・色調
⑧ スティップリング
⑨ 付着歯肉（角化歯肉）の幅
⑩ 欠損部軟組織（高径・幅径，歯間乳頭，歯槽粘膜）
⑪ 欠損歯数とスペース

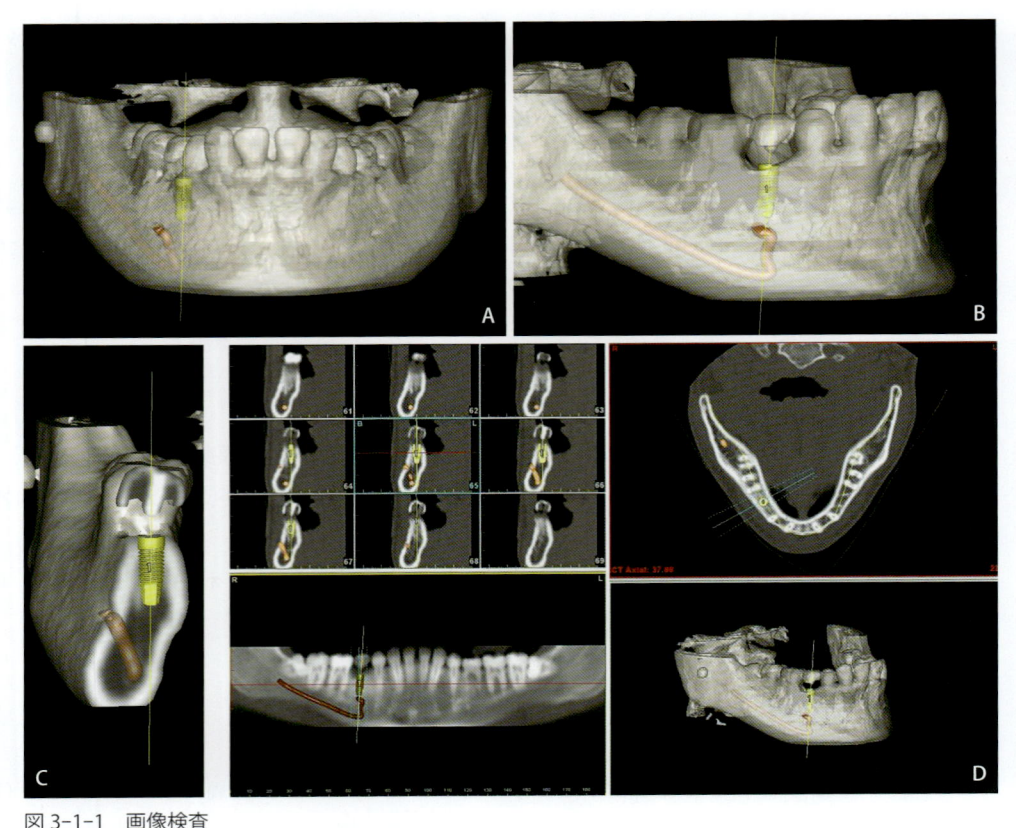

図 3-1-1　画像検査
CT撮影によりインプラント解析用ソフトを用いて手術部位の評価やインプラント埋入計画を立案できる．CT，パノラマエックス線写真とともに模型とも比較しながら立体的なイメージが可能となる．

6．放射線学的検査

　インプラント治療に際しては，安全な医療を提供するうえでエックス線による画像検査は必須である（図3-1-1）．パノラマおよびデンタルエックス線写真とともにCTや歯科用コーンビーム（CBCT）撮影を行い，顎骨とその周囲の状態を検査する．CTでは矢状断，水平断，冠状断でのスライス画像により三次元的立体イメージ画像を詳細に把握できるため，特にインプラント埋入部位の骨量（骨高径・幅径），骨質およびその周囲の解剖学的制限を評価する．またCT値（ハンスフィールド値：H.U.）が骨の硬さの客観的指標にもなる．Mischの分類は，骨ミネラル値を反映するものとしてCT値（H.U.）により骨質（骨密度）を客観的に分類したものであり（表3-1-5, 6），Lekholm & Zarbの分類は術者の手術時の手指感覚により主観的評価の入った分類である（表3-1-7）．現在は各メーカーによるシミュレーションソフトウエア（インプラント解析用ソフト）を用いることによって埋入予定部位のシミュレーションをしてさまざまな角度から評価することも有用である．また画像検査に先立って，診断用ワックスアップと診断用ガイドプレートの製作も必要になる．

表 3-1-5 骨密度と CT 値（H.U.）の関係（Misch, 1999）

骨密度	CT 値（ハンスフィールド値）
D1	>1,250
D2	850〜1250
D3	350〜850
D4	150〜350
D5	<150

CT 値はハンスフィールド値ともよばれ，おおよその骨の硬さを評価するのに用いられる．

表 3-1-6 骨密度/骨質の分類（Misch 1999）

D1	・大部分が皮質骨である ・ドリリング時の感触はカシ材あるいはカエデ材である ・10 段階中 9〜10 の骨強度である ・主として下顎前歯部に多い
D2	・皮質骨と骨梁の粗な海綿骨が歯槽頂に厚い層を形成する ・ドリリング時の感触はホワイトパイン材あるいはスプルース材である ・10 段階中 7〜8 の骨強度である ・下顎骨全体および上顎前歯部に多い
D3	・歯槽頂部の皮質骨層が薄く，海綿骨骨梁も細い ・ドリリング時の感触はバルサ材である ・10 段階中 3〜4 の骨強度である（D2 の 50％強度） ・主として下顎臼歯部あるいは上顎に多い
D4	・大部分が骨梁の粗い海綿骨である ・ドリリング時の感触は発泡スチロールである ・10 段階中 1〜2 の骨強度である ・主として上顎臼歯部に多い

表 3-1-7 骨質の分類（Lekholm & Zarb, 1985）

硬い ↕ 軟らかい

分類	特徴
タイプ I	顎骨の大部分が均質な皮質骨
タイプ II	密度の高い海綿骨が厚い皮質骨層で覆われている
タイプ III	十分な強度を備えた密度の高い海綿骨が薄い皮質骨層で覆われている
タイプ IV	密度の低い海綿骨が薄い皮質骨層で覆われている

　上顎では上顎洞の形態や歯槽堤との関係，上顎洞内部（粘膜状態や動脈の有無）や後方部の解剖学的状態を診察・検査する．下顎ではオトガイ孔間やオトガイ孔の後方部の解剖学的位置関係の確認が重要となる．特に下顎では臼歯部での骨形態と下顎管との関係に注意して評価しなければならない．
　また単にインプラント予定部位だけでなく，口腔内全体を 1 単位として診察・検査をすることも心がけたい．残根，根尖病巣，嚢胞，腫瘍，埋伏歯などの透過性および不透過性病変の有無もあわせて検査する．

（嶋田　淳，田村暢章）

Ⅱ 診断用ワックスアップと診断用ガイドプレート

1. 埋入位置

　インプラント体の近遠心的な位置づけは，システムや太さによって若干の違いがあるが，最低限確保すべき距離が規定されており，隣在歯－インプラント体間は1.5〜2.0 mm，インプラント体－インプラント体間は3 mmとなっている．これらの距離が確保されない状態でインプラント体埋入が行われた場合，印象用コーピングなど各種コンポーネントの装着が困難となるため，その後の治療が行えない可能性がある．また，上部構造が装着されたとしても，生理的に調和した形態とはならず，自浄性・清掃性に問題が生じ，長期予後に悪影響を及ぼす．

　理想的な上部構造が成立する位置にインプラント体を埋入するためには，術前に上部構造の形態を把握する必要がある．一般的な手法としては，診断用ワックスアップを行い，それをもとに作成された診断用ガイドプレートを口腔内に装着し，エックス線写真撮影を行うことで，エックス線画像上に上部構造の形態を反映させる．その形態を基準として種々の計測を行い，インプラント体の埋入位置・方向・長さおよび太さを決定することになる．

　診断用ワックスアップを行う場合の基準は，隣在歯および対合歯であり，それらと調和するように形態を付与する（図3-2-1）．このワックスアップは，診断用ガイドプレート作成のためだけでなく，患者説明にも有効であり，術前に最終的な上部構造の形態のイメージを患者と術者で共有することで，円滑な治療を行うことができる．

　診断用ワックスアップを樹脂材料に置き換え，診断用ガイドプレートが製作されるが，上部構造相当部には，バリウム含有レジンや鉛箔など造影性材料が応用される．また，口腔内で安定させるために，歯や粘膜に支持を求める（図3-2-2）．

　上部構造の形態が反映されたエックス線写真上では，インプラント体の埋入位置を容易

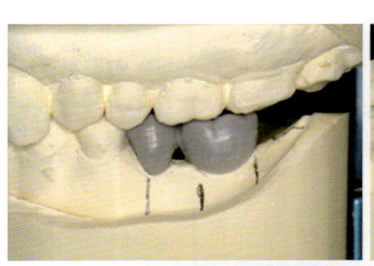

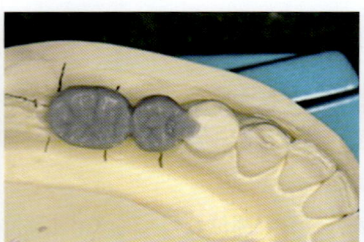

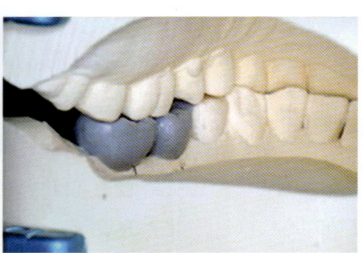

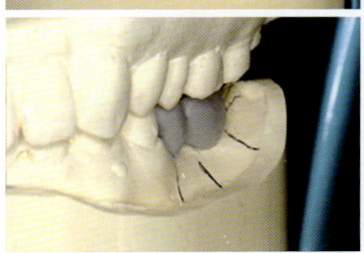

図3-2-1　診断用ワックスアップ
隣在歯や対合歯と調和するように形態が付与される．また，清掃性や審美性を考慮した鼓形空隙の形態も再現される．

第3章 治療計画（診察・検査・診断）

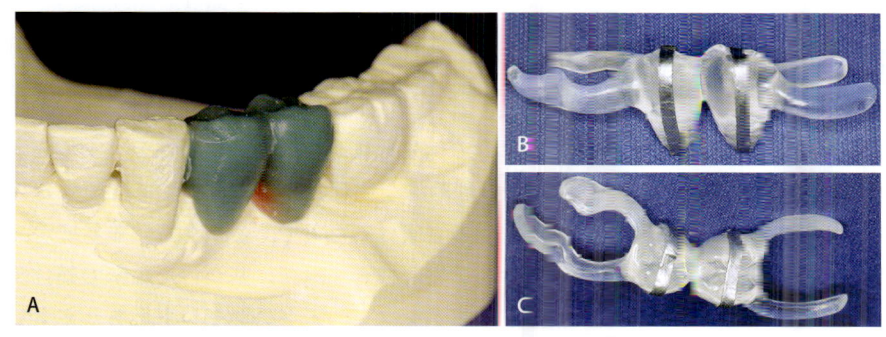

図3-2-2　下顎右側小臼歯部欠損に対する診断用ワックスアップと診断用ガイドプレート
A：診断用ワックスアップ，B：診断用ガイドプレート（頬面観）C：診断用ガイドプレート（咬合面観）
ワックスアップされた歯冠の形態をレジンに置き換え，口腔内での維持のためアームを付与している．
エックス線写真上で指標となるよう，歯冠部に造影性材料（鉛筒など）を応用している．

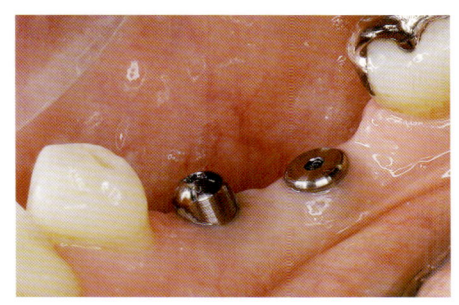

図3-2-3　1～2歯欠損に対するインプラント治療
1歯に対して1本のインプラント体埋入が必要となる．

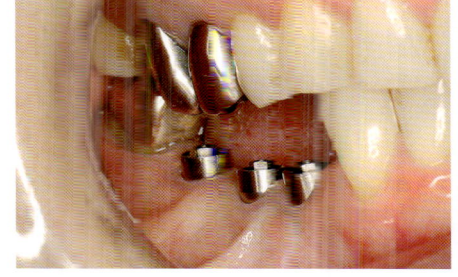

図3-2-4　3歯欠損に対するインプラント治療
3本のインプラント体を埋入する場合と，2本のインプラント体を用いたブリッジにする場合がある．

に特定することができ，その部位の計測を行うことで，インプラント体の埋入方向や長さが決定される．インプラント体の埋入方向は，歯冠軸と平行とすることが基本である．インプラント体の長さは，骨中にあって，重要な血管・神経から十分に離れた位置に埋入できるものを選択する．

2．埋入本数

　欠損の範囲に対して必要なインプラント体の本数については，統一の見解は得られておらず，術者の経験に基づき治療が行われているのが現状である．1～2歯欠損については，1歯に対して1本のインプラント体が用いられるが（図3-2-3），3歯欠損では，3本のインプラント体が用いられる場合と，2本のインプラント体を用い，上部構造をブリッジにする場合がある（図3-2-4）．

　上部構造をブリッジにする場合，インプラント体の過重負担を予防する必要があり，そのためにはロングスパンポンティックやカンチレバーポンティックの使用を回避できるようにインプラント体の埋入位置や本数を決定する．

　無歯顎症例にインプラント治療を行い，固定性上部構造を装着する場合，上顎では6～8本，下顎では4～6本のインプラント体が必要となることが多い．

（本田慎也，矢島安朝）

III 治療計画の立案

　治療計画の立案とは，患者の歯列を最適な機能と審美性を有する健康状態に回復するための治療の各段階を，1つの理論的な流れとして系統立てて計画することである．すべての歯科治療において治療計画の立案は不可欠であるが，特に難易度が高く包括的な治療になるインプラント治療では，診察・検査・診断に基づいた綿密で整合性のある治療計画が要求される．治療計画なくしてインフォームドコンセントもありえず，合目的的な診察・検査・診断と治療計画の立案に，多くの時間が費やされることもまれではない（表 3-3-1）．

　特にインプラント治療は外科および補綴的な治療が複合的に関与し，口腔全体を一単位としてとらえた治療を行う必要がある．このような包括的な治療を効率よく進めるためには，的確な診断と綿密な治療計画が不可欠である．それらを時間軸と病態によって大別すると以下のようになる（図 3-3-1）．

表 3-3-1　インプラントの治療計画前に行う検査・診断項目

	項目	検査内容，詳細・注意点など	目的および備考
1	問診	1. 主訴，現病歴，現症 2. 歯科的および医科的既往歴 3. 患者の希望	・基本的に一般的歯科治療に準ずる ・全身的禁忌症の確認，医科との対診の必要性，臨床検査 ・インプラント施行前の歯科治療（齲蝕・歯周病など）の必要性の有無
2	口腔内検査	1. 視診 2. 触診	・患者の心理状態を含めて，一次的なスクリーニング
3	補綴学的検査	1. 顎関節症の検査 2. 咬合検査 3. 咬合器上における模型検査 4. 診断用ワックスアップ	・歯列や咬合状態を咬合器上で検査して，現在の補綴的問題点を抽出する． ・診断用ワックスアップにより最終補綴装置のイメージを明確にし，歯周・外科的要素を含む包括的治療計画を立案 ・インフォームドコンセント
4	画像検査	1. 二次元画像検査 パノラマ，セファロ，デンタルなどの各種エックス線	・特に初診時などの初期段階におけるインプラントの可否を検査するのに有効 ・垂直的な距離計測はメジャー，ゲージおよび金属球の応用で可能である
		2. 三次元画像検査 （ヘリカル CT およびコーンビーム CT の応用）	・二次元画像の組み合わせにより，立体的な顎骨形状および内部構造の把握が可能で，インプラントの治療計画および手術の安全性向上に不可欠
		診断用ガイドプレート	・最終補綴装置を想定した診断用ワックスアップをもとにした診断用ガイドプレートは，三次元的な補綴装置/顎骨の位置関係を把握し，埋入に必要な骨形態の改善を含めた診断に不可欠
		シミュレーションソフトウェア	・シミュレーションソフトウェアの応用により，CT 画像をコンピューターにより多断面再構築し，パソコン上で顎骨の形態・骨質などの検査や，インプラント埋入シミュレーションを行う ・シミュレーションをもとに，外科用ガイドプレートを製作することも可能．このテンプレートを使用して埋入手術を行う方法はガイデッドサージェリーともよばれる

第3章 治療計画（診察・検査・診断）

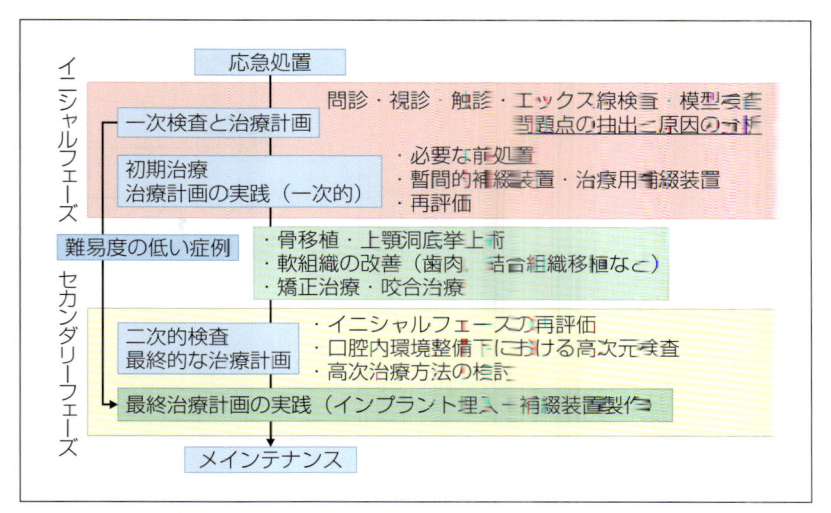

図 3-3-1　インプラントにおける診察・診断および治療計画
インプラントを希望する患者の多くは包括的な治療を必要とし，単にインプラントのみで終了するケースは少ない．一般的な初期治療はもとより，暫間もしくは治療用補綴装置による咬合の回復や場合によっては矯正による歯列や欠損隙の調整が必要な場合がある．また，インプラント治療に付随する硬組織・軟組織の環境整備を経て，最終治療フェーズに移行する．

① エマージェンシーフェーズ（emergency phase）
・応急処置
② イニシャルフェーズ（initial phase）
・初期治療と初期検査による一次的治療計画
・病的組織や炎症組織の改善，歯列や咬合状態の改善（口腔内環境の整備）
③ セカンダリーフェーズ（secondary phase）
・二次的検査と最終治療計画
・最終ステージにおける治療の実践
④ メインテナンスフェーズ（maintenance phase）
・メインテナンス，リコール

　症例によって必要なフェーズや治療内容も異なり，特に段階的治療が必要な場合には治療の優先順位を認識することが肝要である．したがって，イニシャルフェーズにおける治療計画をバックボーンとし，その後，各フェーズにおける治療結果の再評価と，そのつど必要な検査・診断により整合性のある治療計画を立案しなくてはならない．また，治療計画の立案と実践には，各症例に応じた治療に対する①予知性（predictability），②永続性（longevity），③清掃性（cleanzability）を考慮しなくてはならない．

1. インプラントの治療計画の特徴

　インプラント治療は単に欠損補綴の一手法にとどまらず，全顎的な口腔内環境の整備に基づいた包括的補綴処置としての意味合いが深い．インプラント治療のゴールは歯の欠損により喪失した機能の回復が第一次的である．しかし，現在におけるインプラントの利用

53

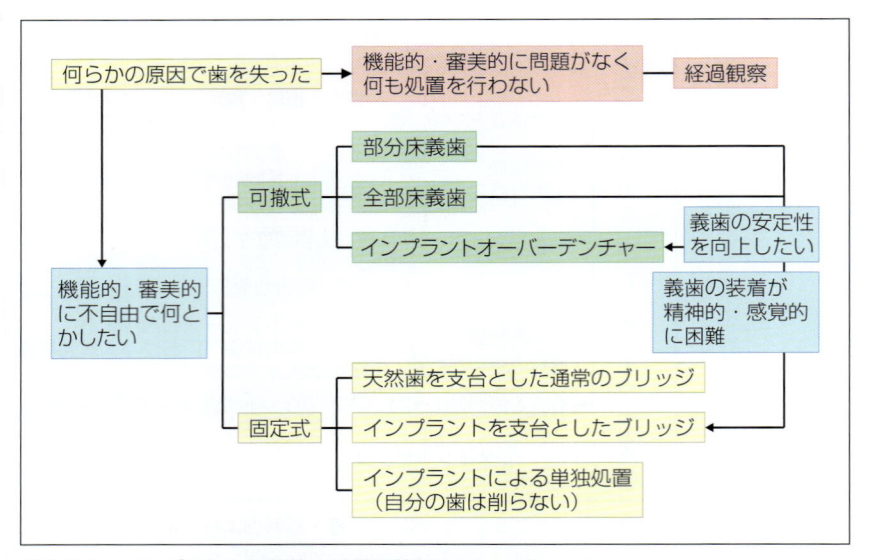

図 3-3-2　インプラントに関連する補綴装置のフローチャート
インプラント上部構造（補綴装置）の決定には，患者の要求，口腔内の欠損状態およびインプラント埋入状態（予想）が関連する．補綴装置の分類としては比較的シンプルであるが，治療計画の段階で最終補綴装置の概略は決定されていなくてはならない．

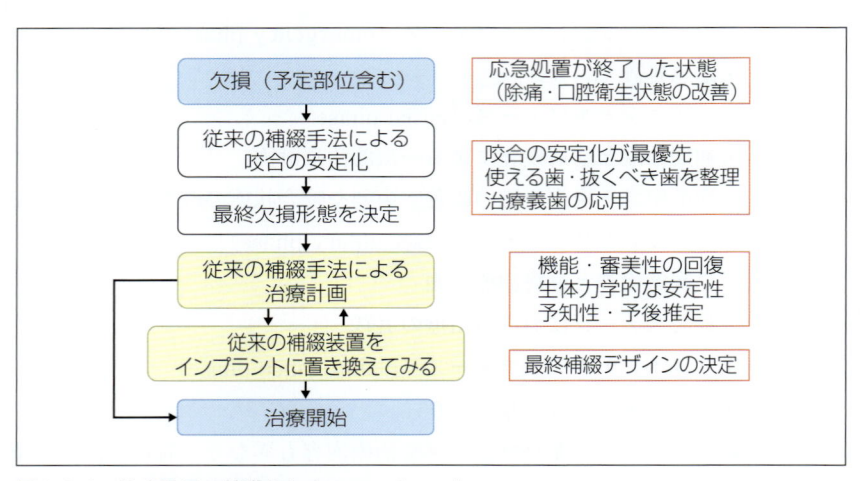

図 3-3-3　治療計画の基礎をなすフローチャート
患者を主体に考えた（POS型）インプラント治療においては，咬合の安定化を考慮した治療計画が必須である．治療期間を通して患者のQOLを良好に保ち，インプラント治療の最終ゴールである機能回復を確実に行うために，図中の判断基準と注意項目を参考にする．

価値は単に欠損補綴にとどまらず，成人矯正や外傷，顎補綴など多岐にわたり，補綴・保存・口腔外科・矯正などの専門分野による協力体制（インターディシプリナリーデンティストリー）の概念が不可欠である．

　特にインプラントにおける治療計画では，補綴および外科的な側面が大きいのが特徴であるが，現在の治療要求度や概念では，患者および術者ともに満足しうる補綴装置の構築が最大目標である．そのために，①歯列，②顎骨・歯槽骨などの硬組織，③歯肉などの軟

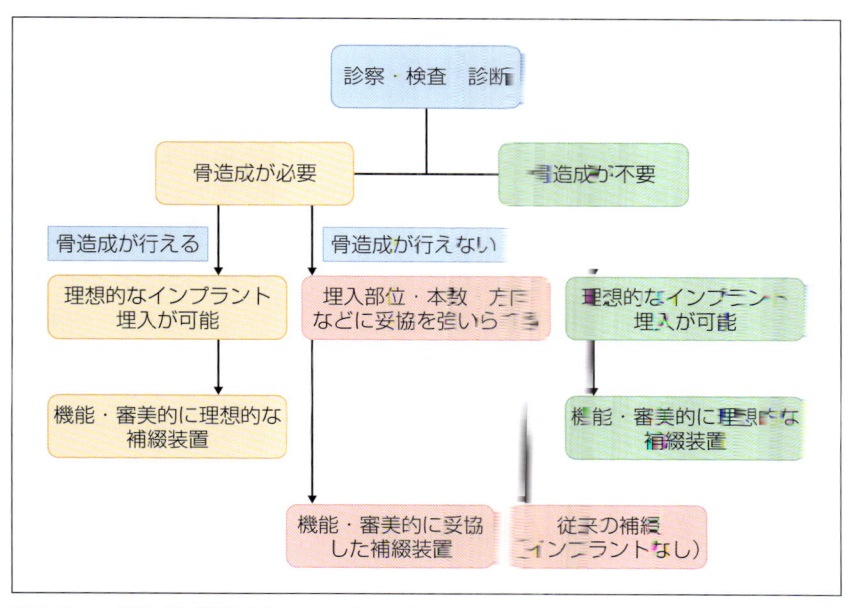

図 3-3-4 骨造成に関連するフローチャート
三次元的画像診断を通して三次元的な骨の形態を精査し、必要に応じて骨造成の是非も考慮しなくてはならない．骨造成が必要と診断された場合，患者の同意が得られるか否かによって，インプラント手術および最終補綴装置の設計に影響を与える

表 3-3-2 インプラント治療計画のポイント

インプラント治療における基本的治療計画までの流れ
1. 咬合の安定状態を確認・予測
2. 補綴装置の選択（患者の希望・実際の解剖学的な制限・費用）
3. 診断用ワックスアップと診断用ガイドプレートによる診断
4. 手術計画と補綴計画の立案
インプラント治療の治療計画立案時に考慮すべきポイント（診断項目）
再現するべき歯の位置（診断用ワックスアップにて決定）に対して ・三次元的な骨の形態，質，量 ・軟組織の状態，質（バイオタイプ），量，角化歯肉の幅と厚み

インプラントの治療計画と，外科的および補綴的に満足のいく治療結果を導くためのチェック項目

組織，の環境改善を含んだ包括的な治療計画とその実践が求められ，「補綴主導型インプラント」とよばれている．インプラント治療の予知性を高め，総合的に成功に導くためには，症例の選択と治療計画立案時に最終補綴装置の概要がある程度決定されていることが絶対条件である（図 3-3-2〜4，表 3-3-2）．

（萩原芳幸）

IV　インフォームドコンセント

　インフォームドコンセントの主旨は，「あうんの呼吸」や医師主導による「パターナリズム（親権主義）」ではなく，患者の職業，生活などを考慮して治療計画や内容などをわかりやすく説明し，患者もしくは家族の意思を十分に考慮し，患者の「自己決定」のもとに治療を行うことである．特にインプラント治療は，緊急性が低く，いったん治療が行われたあとの復元が困難となることが多い．また，手術を伴い，治療費が高額で経過観察が長期間に及ぶためインフォームドコンセントは重要である．内容はつぎのようになる．

1) **一般的な事項**
　　① インプラント治療とは何か
　　② インプラント治療と義歯やブリッジによる治療との比較（利点，欠点）
　　③ インプラントの種類（術者が使用するインプラントの種類を含む）
　　④ 術式（一回法，二回法，即時荷重，早期荷重など）
　　⑤ 治療期間
　　⑥ 成功率（残存率）
　　⑦ 治療費
2) **検査・診断結果の説明**
3) **外科処置に関する事項**
　　① 麻酔法と手術術式
　　② 投薬と術後の管理
　　③ 術後の経過
　　④ 合併症
4) **補綴処置に関する事項**
　　① 上部構造の種類
　　② 審美性や発音の状態
5) **メインテナンスの方法と期間**
6) **トラブルが発生した時の対応**

　以上の項目をインプラント治療の流れ（図3-4-1）の中で説明し，同意を得て治療を進める．

　初診時は項目1)を中心に説明する．カンファレンス後のインフォームドコンセント（Ⅰ）は項目1)の③〜⑦を中心に患者の状態に応じて行う．

　手術前のインフォームドコンセント（Ⅱ）が最も重要で，項目1)の③〜⑦と2)〜6)を行う．説明に際し，患者の口腔内の状態に応じた説明が必要で，専門語の使用は避け，わかりやすい言葉で図や模型を使って行う．また，一度に説明するのではなく，途中で患者の理解度を確かめながら話を進める．患者と1対1では行わないで，第三者を立ち会わせるほうがよい．患者によっては，家族の同席を求めることも必要である．

第3章 治療計画（診察・検査・診断）

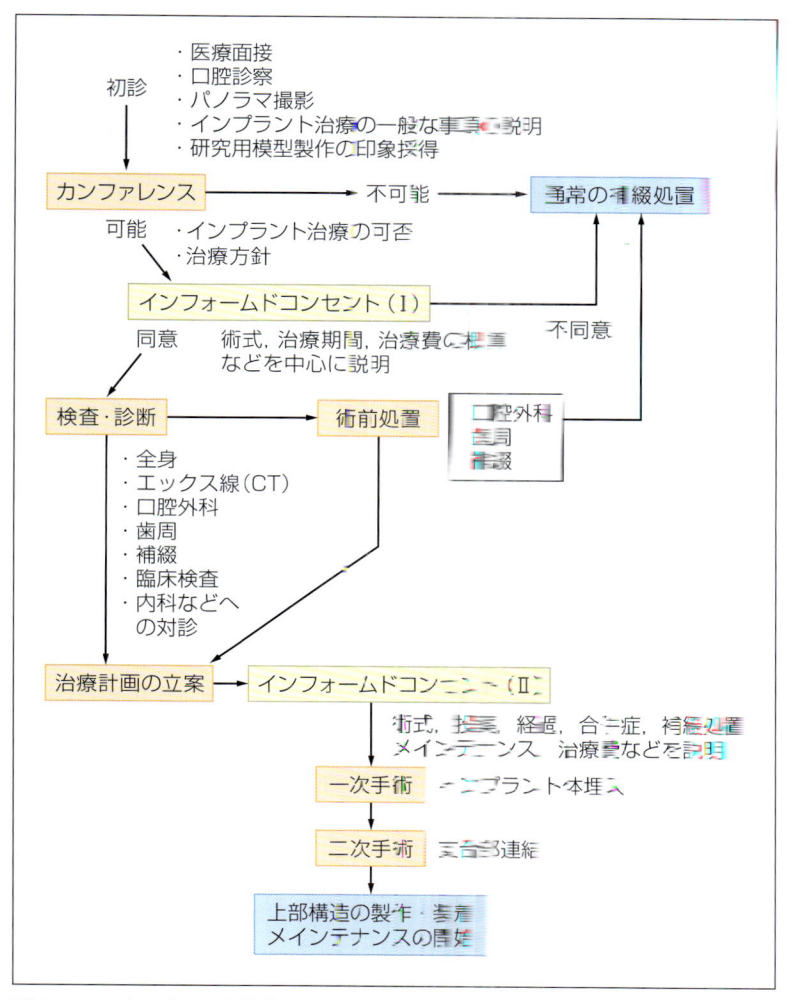

図3-4-1 インプラント治療の流れ

　説明後は，インフォームドコンセント（Ⅰ）では診療録に記載するだけでもよいが，インフォームドコンセント（Ⅱ）後は必ず同意書を2通作成し，患者と歯科医師の双方が署名，捺印し互いに保存する．そして，その内容の要点は必ず診療録にも記載する．
　インフォームドコンセントを行う際には，前述したように，医療行為は医師が誘導するのではなく，患者の意志に基づいて行われるべきである．また，インフォームドコンセントは施術医を免責するための道具ではなく，患者が納得したうえで，治療が適正に行われることが何よりも重要である．

（髙森　等，小倉　晋）

57

第4章

治療法（外科）

I 消毒と滅菌および手術準備

1. 院内感染予防を踏まえたインプラント関連器材の術前準備―滅菌・消毒・洗浄―

感染が成立するためには，①原因微生物の存在，②感染症を発生させるのに十分な接種量，③感受性をもつ宿主の存在，④感染経路，のすべての条件が満たされる必要がある．したがって洗浄・滅菌・消毒とは，①の病原微生物を根絶させるか，②の量を発症しないレベルまで低下させることによる感染対策法である．具体的にどの手術・医療器材を，どのような方法で，また，どの程度まで消毒ないし滅菌するべきかは，Spoulding の発案した使用する際の感染リスクに基づいた分類が標準的に使用されている．この分類は臨床現場で活用しやすい合理的な考え方ではあるが，歯科臨床や特にインプラント治療にそのまま適応するには具体性に欠ける部分もある．ADA（米国歯科医師会）は歯科医院における歯科器具の感染防止法について推薦できる方法を発表しており，インプラント治療における院内感染予防もこのガイドラインに沿って実施することが，エビデンスに基づいた方法になる（表4-1-1, 2）．それらのカテゴリーの中で，器材の特性と滅菌消毒法の個々の特性を組み合わせて最適な方法（表4-1-3）を選択する．

表4-1-1 インプラント器材の感染リスク（人体のどこに触れるか）による分類
（Spoulding の分類をもとに ADA の分類表記（青字）を追加し改変）

器材の分類	意　義	器材名・種類	処理方法（表4-1-2参照）
クリティカル器材	無菌の組織・血管内・体内に入る器材 軟部組織や骨を貫通する器材	インプラント体・ドリル類などのインプラント器材 メス・剝離子・縫合針・縫合糸などの一般外科用器材 抜歯鉗子・骨ノミ・スケーラー・外科用バーなどの歯科専用器材	滅菌
セミクリティカル器材	粘膜や損傷皮膚に接触する器材 口腔の軟部組織や骨を貫通することはないが，口腔組織に接触する可能性がある器材	アマルガム充填器 スリーウェイシリンジ ハンドピース 歯科用ミラー・ピンセット 印象用トレー	耐熱性器具は滅菌 熱に弱い器具は高水準消毒
ノンクリティカル器材	正常皮膚には接触するが粘膜には接触しない 臨床に関わる接触表面*とハウスキーピング表面	ライトのハンドル・スイッチ・テーブルの取っ手・歯科用エックス線装置など	保護カバー・中水準消毒・低水準消毒

*臨床に関わる接触表面：患者の治療中に手袋をした手で頻繁に触れる可能性のある表面や，血液や他の感染性物質で汚染された後に接触する可能性のある表面

58

第4章 治療法（外科）

表 4-1-2　CDC ガイドラインによる滅菌および消毒の分類

レベル	レベルの意義	方法・薬剤
滅菌	芽胞を含むすべての微生物を殺滅する	・高圧蒸気滅菌 ・乾熱滅菌 ・エチレンオキサイドガス滅菌 ・過酸化水素ガスプラズマ滅菌（表4-1-3参照）
高水準消毒	大量の芽胞が存在する場合を除いてすべての微生物を殺滅する	・2～3.5%グルタラール（ステリスコープ®，サイデックス®など）／30分 ・0.3%過酢酸（アセタイド®）／5分間 ・0.1%次亜塩素酸ナトリウム（ミルトン®，ジアノック®など）／30分間
中水準消毒	結核菌，ウィルス，真菌，一般細菌	・0.1%次亜塩素酸ナトリウム／10分間 ・アルコール（消毒用エタノール，70%イソプロパノール）／10分間
低水準消毒	エンベロープをもつウィルス，酵母様真菌，一般細菌	・アルコール清拭 ・0.01%次亜塩素酸ナトリウム／10分間 ・0.1%塩化ベンザルコニウム（オスバン®，ゼルコニン®など）／10分間 ・0.1%塩化ベンゼトニウム（ハイアミン®，ニンゼトニン®など）／10分間 ・0.1%両性界面活性剤（テゴー51®，ハイジール®など）

表 4-1-3　滅菌方法の特徴

滅菌方法	特徴
高圧蒸気滅菌（オートクレーブ）	・高温の水蒸気による細胞タンパクの不可逆的変性を利用し殺滅する方法
エチレンオキサイドガス（EOガス）滅菌	・EOガスによって，細胞質タンパクや核酸塩基分子をアルキル化することによって殺滅する方法 ・低温滅菌が可能だが，刺激や中枢神経症状などヒトへの有害作用と発癌物質であることから他の方法への転換が図られている
過酸化水素ガスプラズマ滅菌	・過酸化水素と高周波エネルギーとを組み合わせてプラズマ状態を作り出し，その活性分子の作用により微生物を死滅させる方法 ・低温滅菌が可能，短時間処理が可能，毒性がない点が利点

　処置終了後に行う使用器材の消毒や滅菌へとつながる感染防止管理は洗浄から始まる．洗浄は，消毒・滅菌を効率的に行うために必要で，不要な残留物や器材表面を覆う異物が付着していると消毒・滅菌の有効性が得られない．クリティカル器材とセミクリティカル器材は，使用後，滅菌前に十分な洗浄を行い，初発菌数を減らしておく．滅菌前の汚染微生物数（初発菌数またはバイオバーデンという）が少ないほど確実な無菌が得られやすくなる．洗浄不足で器具に有機物が付着していると殺菌物質の不活化や微生物が保護されることになる．また有機物が付着したまま滅菌過程で熱を加えると，有機物が変性して鉗子の関節部分が固着して動きにくくなったり，ハサミが切れにくくなったりすることがある．洗浄方法には，用手・超音波洗浄・ウォッシャーディスインフェクター（WDと略す）がある（表4-1-4）．それぞれに特徴があるが，一般的には流水下での用手による洗浄を必要最小限行い，その後超音波洗浄器にかけ，細かい泡が破裂するときのキャビテーション効果（液体中に短時間に泡の発生と消滅が起こること）で汚れを落とす．

2．インプラント手術前の患者管理

　歯周病の存在はインプラント手術後の感染の主要な要因である．歯周病のある患者では

59

表 4-1-4　洗浄方法別の特徴

方　法	特　徴
用手洗浄	・特別な装置を必要としない ・スポンジやブラシを使用することで効果的な洗浄が可能 ・金属，アルミニウム，ゴムなどに損傷を与えない中性洗剤やタンパクと脂肪に対する分解能力に優れたアルカリ性洗剤を使用すると洗浄効果があがる ・吸引管や吸引チューブなど細管構造の器材は超音波洗浄が必要である ・洗浄時に洗浄水の飛散が生じ，施術者が感染源に暴露したり，また鋭利な器材により手指の損傷事故が起こる危険性があるので，キャップ，マスク，ゴーグル，ゴム手袋，エプロン，長靴などを装着し標準予防策を講じる ・洗浄後は乾燥機などで乾燥させる
超音波洗浄	・キャビテーションといわれる細かい泡の破裂する力で汚れを落とす ・用手洗浄では落とせない隠れた部分の汚れや器材の細かい隙間の汚れを取り除くことができる ・超音波洗浄前に必ず用手洗浄で汚れ除去をしておくことが不可欠 ・周波数や出力の加減で繊細で鋭利な刃物の先端が劣化することがある ・ゴムやプラスチックでは超音波の減衰が大きいので不適である
ウォッシャーディスインフェクター（WD）	・洗浄→すすぎ→消毒→乾燥の一連の工程を自動的に行う熱水消毒機 ・鋼製小物などの消毒に適している ・ポンプで加圧された洗浄水をプロペラ（先端に穴が数個あいている）に送り，その水圧でプロペラが回転し，先端から勢いよく出る洗浄水により器材を洗浄し，熱水により消毒をする ・湿熱では80℃・10分間の処理で芽胞以外の一般細菌を感染可能な水準以下に殺滅または不活化できる

　インプラント周囲歯肉溝にも歯周病と同じ病原微生物の細菌叢が生じるとされている．術直後の感染はインプラントの早期脱落と歯槽骨の消失を招く．歯石除去をはじめとした歯周初期治療はインプラント手術の当日までに完了しておく必要がある．

　手術当日は，術前に患者自身によるブラッシングに続いて全顎のスケーリングと歯周ポケット内の洗浄を行い，歯石，プラークを除去する．その後クロルヘキシジンなどの含嗽剤で洗口させる．ポビドンヨードなどのヨード系の消毒薬は，スペクトルの広い優れた消毒薬であるが，原液は酸性であり，規定通りに希釈しても口腔内に停留しインプラント体表面に付着すると変質が生じ骨結合が阻害される可能性もある．

　女性患者では化粧を落としてもらう．化粧品がインプラント体表面に付着すると骨結合を阻害する危険性がある．髪の毛が長い患者では，術中に口腔周囲に毛先が侵入しないように束ねるか手術用キャップを着用させる．

　また感染防止のため，術前に抗生物質を内服させる．

3．手術環境の準備
1）手術室，ユニットの滅菌・消毒
　インプラント手術は感染リスクの高い処置であるから，術者と直接介補は滅菌ガウン，滅菌手袋を着用し，無菌的環境下に行われる．インプラント手術室は個室とし，周囲で行われる歯科の一般的処置とは隔離するのが望ましい．個室の確保が難しければインプラント手術中は他のユニットでの治療は控える．床は清拭可能な材料とする．治療に必要な器材以外の家具や調度品は手術室内には置かない．

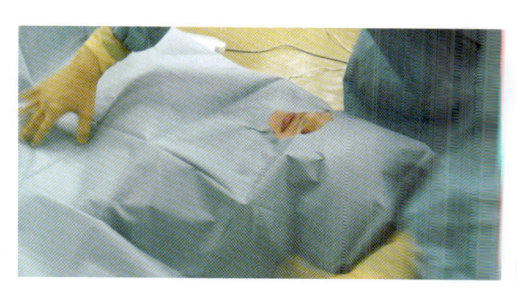

図 4-1-1　ドレーピング

　ユニット周りは手術前に清潔なクロスで清拭しておく．グルタラール製剤などの高水準の消毒薬は環境と作業者への悪影響があるので使用しない．作業者はマスク，ゴーグル，グローブ，キャップを着用する．ただし血液や唾液で汚染された箇所が生じたら，手術終了時に次亜塩素酸ナトリウム（0.5～1％）で拭き取り，ぬるま湯で清拭しておく．

　手術室のドアの開閉，手洗い用の水の栓，ペーパータオルの取り出し口はセンサー付き自動開閉のものを準備するほうが好ましい．無影灯のハンドルは滅菌できるタイプが望ましい．滅菌できない場合は間接介補の助手に照明を調整してもらう必要がある．術者や直接介補は滅菌手袋で触れることはできない．

　歯科用ユニットのテーブルの上に一般診療科の器材が載っているのは好ましくない．すべて片づけておき，インプラント手術中はテーブルの上は，エアタービンや電気モーターのハンドピースも含めてすべて滅菌したディスポーザブルの覆布でカバーしておく．

2）術野の消毒と適切なドレーピング

　術野の消毒とドレーピングは術者が手洗い後滅菌ガウンを着用してから行う．ドレーピング材料は滅菌して市販されているディスポーザブル製品が好ましい．

① まず顔面の消毒を行う．口腔周囲の皮膚をグルコン酸クロルヘキシジン（0.1～0.5％）で口裂から周辺に向けて清拭する．丸孔開き覆布から露出する部分を中心にその周囲まで消毒する．

② 患者のドレーピングを行う．首下から足元まで覆うことのできる大きな覆布を先にかける．顔を覆う覆布はヘッドレストを十分覆えるような大きなものを使用する（図4-1-1）．

③ 覆布設定が完了後，吸引管を接続する．口腔内消毒はあらかじめ行っているが，再度，過酸化水素水の綿球で清拭する．

4．術者・スタッフの準備における院内感染予防対策

　術者が着用する帽子，マスク，手術用ガウンはすべてディスポーザブルが好ましい．ガウンの下には一般診療とは異なる手術用の下着を着用する．帽子の着用は髪の毛がはみ出さないように行う．髪の毛が長い場合は束ねる．特に額，耳背部で髪の毛が帽子から出ないようにする．手術時手洗いは，消毒剤スクラブによる流水下での消毒後，速乾性手指消毒薬を使用する方法で行う．間接介補が介助して滅菌ガウンを着用し，滅菌手術用グローブを装着する．

（嶋田　淳）

Ⅱ 全身管理と麻酔法および鎮静法

インプラント治療適応患者の年齢は中年以上が多い．したがって有病者であることも多く，全身管理に対する配慮とそれに従った適切な麻酔法を選択する．

1．全身管理
1）モニタリング

手術中のモニタリングは必須である．基本的なバイタルサインは脈拍，呼吸，血圧，体温の4項目を指す．最近では，経皮的動脈血酸素飽和度測定（パルスオキシメーター）が手軽に行えるようになり，一般歯科医院でも導入されつつある．特に，鎮静法を用いる口腔内の手術では舌根が沈下しやすく，また咽頭反射の低下により誤嚥が起こり，結果として換気障害を招来し動脈血中酸素飽和度低下を起こす．呼吸状態の観察は重要で，気道が閉塞された時に生じる奇異呼吸（吸気の時に胸郭はしぼみ，腹部が膨らむ．呼気の時には胸郭は膨らみ，腹部がしぼむ）や，いびきの有無の確認が重要である．バイタルサインの基準値を示す（表4-2-1）．

術中の意識障害の速やかな発見と対処は，状態の増悪を防止するうえできわめて重要である．意識障害の程度を表4-2-2に示す．

測定項目	基準値	
血圧（収縮期/拡張期）	高齢者	140/90 mmHg
	若年者/中年者	140/90
	糖尿病患者	130/80
	CKD患者	130/80
	冠動脈疾患患者	140/90
	脳血管障害患者	140/90
脈拍数	60〜90回/分	
呼吸数	12〜20回/分	
酸素飽和度	95〜100%	

表4-2-1 バイタルサインの基準値
モニタリングしながら手術を行うことは異常の早期発見につながる．酸素飽和度が正常値内であってもCO_2の蓄積は起こるので，局所麻酔下においては覆布で鼻腔を塞がないよう注意する．血圧基準は高血圧治療ガイドライン（2014）による．

表4-2-2 Japan coma scale（3-3-9度方式）による意識障害の分類

何もしないでも覚醒している状態 （1桁の意識障害）	1．ほぼ意識鮮明だが，今一つはっきりしない 2．見当識障害がある 3．自分の名前，生年月日が言えない
刺激すると覚醒する状態 〔刺激をやめると眠り込む〕 （2桁の意識障害）	10．普通の呼びかけで容易に開眼する 20．大きな声または体を揺することにより開眼する 30．痛み刺激を加えながら呼びかけを繰り返すと，かろうじて開眼する
刺激しても覚醒しない状態 （3桁の意識障害）	100．痛み刺激に対して払いのけるような動作をする 200．痛み刺激に対して少し手足を動かしたり，顔をしかめる 300．痛み刺激に対して反応しない

2) 監視下鎮静管理

歯科麻酔医によるモニタリングを行いながら，局所麻酔患者に鎮静薬・鎮痛薬を投与しつつ全身管理を行うことを監視下鎮静管理という．患者の安全の確保と術中の精神的ストレス軽減のため，インプラント手術において繁用されている．

2. 麻酔法

1) 局所麻酔

伝達麻酔（下顎孔，眼窩下孔），浸潤麻酔では，通常1/8万アドレナリン含有2%リドカイン液を用いる．患者にもよるが，循環器系に異常がない場合でも，一度に使用する量はカートリッジ（1.8 mL）9本を超えない．アドレナリンに過剰反応する患者には，フェリプレシン添加3%プロピトカインを用いる．ただし，アドレナリンが添加されていないので局所の術中出血は多い．痛みのコントロールがなされないと循環動態や呼吸に悪影響を及ぼすので，十分な麻酔は必須である．

2) 全身麻酔

通常，2時間30分を超える手術に適用される．手術に対して恐怖心の強い，あるいは嘔吐反射の強い患者などにも適用される．日帰り手術も可能であるが，腸骨や頭頂骨などの比較的大きな自家骨移植を必要とする患者では入院管理とする．

3. 鎮静法

手術侵襲や手術部位，患者の精神状態を含め，全身状態によって決定する．通常，局所麻酔下で2時間30分程度を超えない手術に適用される．

1) 笑気（亜酸化窒素）吸入鎮静

酸素に対し，笑気20～30%の低濃度で吸入する．副作用，有害性がほとんどなく，咽頭反射も維持される．吸気に漏れのない工夫が必要である．

2) 催眠鎮静薬

苦痛緩和の鎮静にはミダゾラム（経口；0.5 mg/kg，静脈内投与；0.04～0.075 mg/kg）が効果的である．少量から開始し，鎮静が得られるまで投与量を漸増する．抗不安作用，筋弛緩作用，健忘作用，抗けいれん作用がある．循環抑制は少ない．

3) 静脈麻酔薬

プロポフォールは全身麻酔のみならず，鎮静薬としても使用される．蓄積作用は低いが，呼吸抑制は強く，2～3 mg/kgの急速投与で30%前後は呼吸停止する．一般的には投与量2～6 mg/kg/時で手術に必要な鎮静が得られる．投与中止後の血漿中の半減期は短いが，本法による鎮静時には歯科麻酔医（麻酔医）の管理が必要である．

（笹倉裕一）

Ⅲ 外科術式

　インプラント体の埋入には1回法と2回法があるが，これら方法の相違点は，1回法は粘膜貫通用のいわゆるヒーリングアバットメント（ヒーリングキャップ）を用い，2回法ではインプラント体を閉鎖創下において創の治癒を図るところにある．また，2回法はインプラント体埋入時にGBRなど骨造成を行った場合に繁用されるが，いずれにおいても愛護的手術操作が必要である．
　2回法が基本であるため，ここでは2回法の術式を主に解説する．

1．2回法術式

1）麻酔
　局所麻酔では麻酔液注射後，十分な麻酔効果が発現していることを確認する．患者の開口量は手術の容易性に影響するので，これを確認しておく必要がある．

2）粘膜骨膜切開
　歯槽頂切開を基本とし骨膜まで一気に切離する．これは粘膜骨膜弁の形成を容易にする．メスはNo.15とNo.12を使い分けて切開することが多い．残存歯の歯肉部分への切開は粘膜骨膜弁の基底部が辺縁より広くなるように斜切開を加え，十分な手術野を得る（図4-3-1）．

3）粘膜骨膜弁の形成と術野の展開
　粘膜骨膜弁の形成は確実に行わなければならない．骨膜が完全に切離されていないと粘膜のみが剝離される．骨膜が骨面に残ると治癒が遷延する．術野の展開は少なくとも歯槽突起部まで行う．

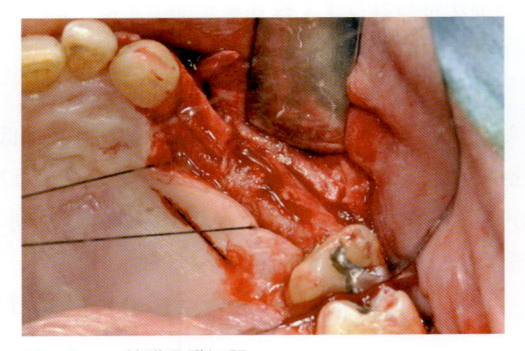

図4-3-1　粘膜骨膜切開
メスの刃は骨まで達し，骨膜をしっかりと切離する．歯槽頂切開を基本とし，術野が十分に明示できるまで粘膜骨膜弁を形成する（ミラー使用）．

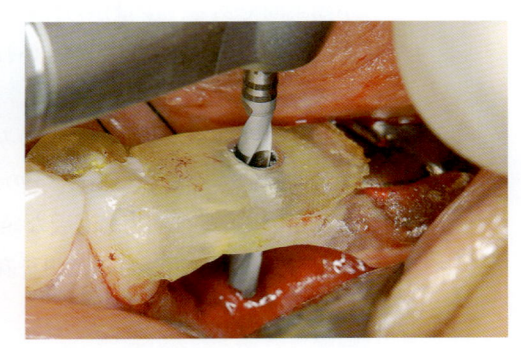

図4-3-2　外科用ガイドプレートの適用
埋入位置の印記は外科用ガイドプレートを用いる．顎骨の形態，対合顎との関係，埋入インプラント体の本数，上部構造の種類を勘案し変更を加えることも考慮する．

4）インプラント体埋入窩の形成

埋入窩の形成は各インプラントシステムのマニュアルに従い行われる．埋入位置の印記は外科用ガイドプレートを用いる（図4-3-2）．これはあくまでも手術計画における埋入部の起始点であるから，顎骨の形態，対合顎との関係，埋入インプラント体本数，上部構造の種類を勘案し，変更を加えることも考慮する．埋入方向や深度などについて基本的留意事項を以下に記述する．①インプラント体埋入窩の骨の熱傷を避けるため，骨質に合ったドリルの回転数を用いる．②適正な力でのドリリング操作．③十分な注水下でのドリリング操作．④インプラント体埋入窩を規定通りに作成するため，ドリルをぶれさせないハンドピースのしっかりとした把持．⑤一般に埋入インプラント体の直径よりも0.5～0.6 mm小さく形成される（図4-3-3, 4）．

5）インプラント体の埋入

コントラアングルハンドピースあるいは手用埋入を行うが，最終締め付けはトルクレン

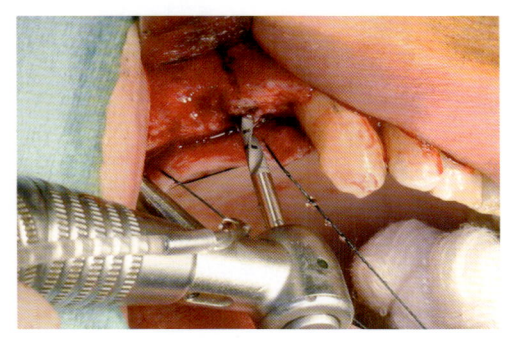

図4-3-3　インプラント体埋入窩の形成
十分な注水下でインプラント体埋入窩の形成は行われる．形成バーのブレがあると所定のインプラント体埋入窩が形成されない．

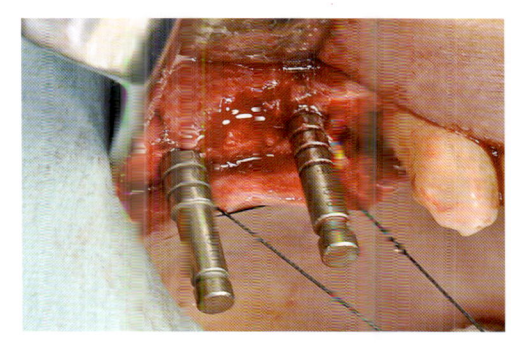

図4-3-4　インプラント体埋入窩の深度と平行性の確認
インプラント体埋入窩はその縁が天然歯とは約1.5～2.0 mm，インプラント体同士では3.0 mm以上距離をおく．埋入窩には指示棒を挿入してその深さと平行性を確認する．

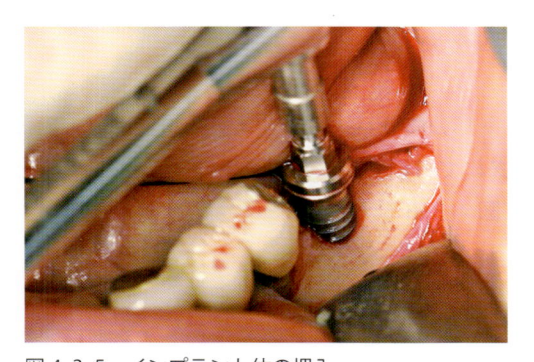

図4-3-5　インプラント体の埋入
骨質に応じ，タップを使用する．規定トルク以上で埋入すると挿入ジグの破折や圧迫による周囲の骨壊死を起こすことがあるので注意する．適正トルクで埋入する（別症例提示）．

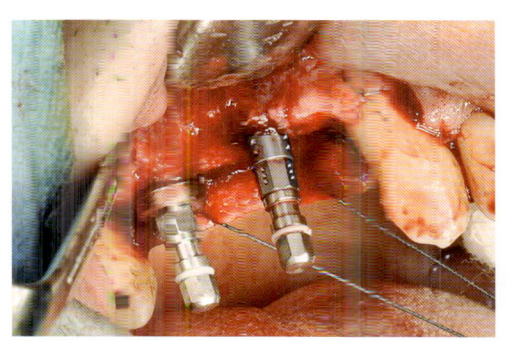

図4-3-6　インプラント体の埋入
インプラント体はメーカーが指示する部分まで骨内に埋入されていることが重要である．粗面処理部分の露出，歯槽骨裂開や菲薄化がみられるときは骨造成を考慮する．

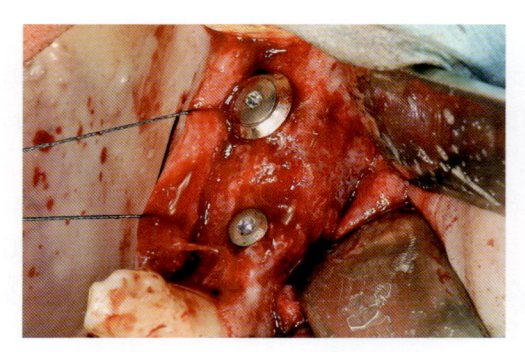

図 4-3-7 カバースクリューの装着
カバースクリューによりインプラント体内部を封鎖する．

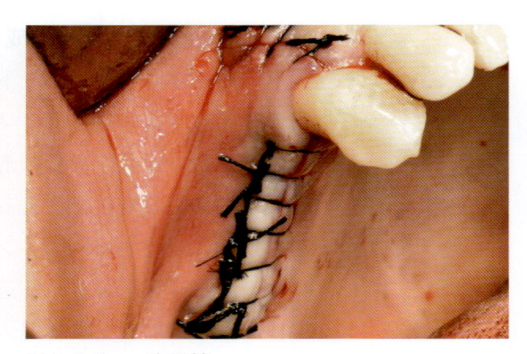

図 4-3-8 一次閉鎖
2回法では手術創は緊密に縫合し，一次閉鎖する．Water tight に縫合することが重要である．

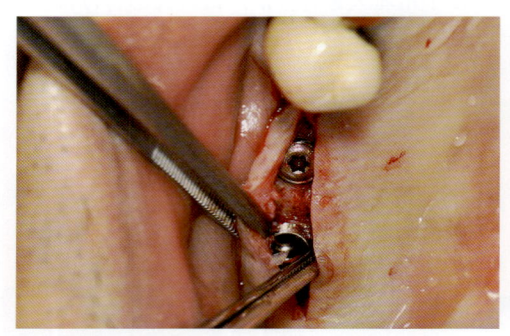

図 4-3-9 二次手術
免荷期間終了後，ジョイント部分に装着されたカバースクリューを露出する．遠心のインプラント体はカバースクリューを外したところ．

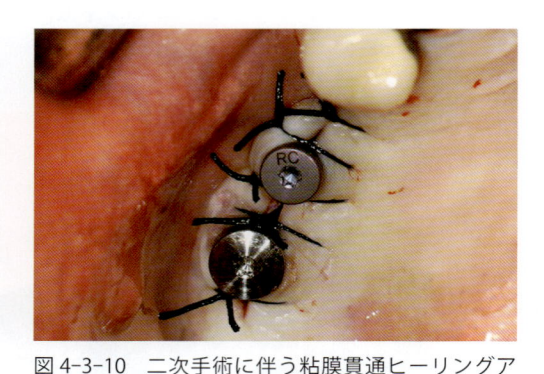

図 4-3-10 二次手術に伴う粘膜貫通ヒーリングアバットメントの装着
ヒーリングアバットメントは粘膜を貫通して口腔と交通する．緊密な縫合が必要である．

チを用い埋入トルクを確認する．骨質が硬い場合はタップを切り，その後インプラント体をメーカーの指定トルクで埋入する（図 4-3-5, 6）．

6）カバースクリューの装着と縫合

埋入したインプラント体のジョイント部分にカバースクリューを用い，その内部を封鎖する（図 4-3-7）．その後，粘膜骨膜弁にて封鎖したインプラントジョイント部を粘膜骨膜下に置き，緊密にこれを縫合する（図 4-3-8）．

7）二次手術

治癒期間（3～6カ月程度）後，再び歯肉に切開を入れ，封鎖されたインプラント体ジョイント部を露出する（図 4-3-9）．粘膜貫通型のヒーリングアバットメントに交換し，必要に応じた縫合をする（図 4-3-10）．

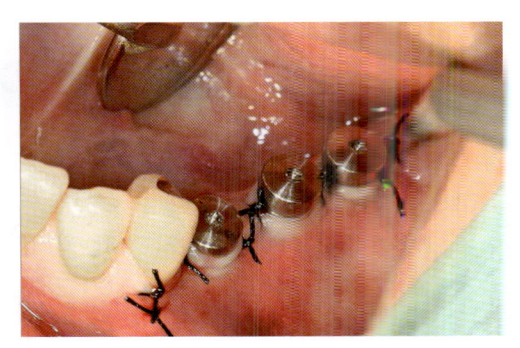

図4-3-11　1回法
ヒーリングアバットメントは粘膜を貫通して口腔と交通する．本法は全身的，局所的条件がよいときに用いられる

2．1回法術式

　システムにより若干形状は異なるが，1回法ではインプラント体埋入直後に粘膜貫通ヒーリングアバットメントを装着し，粘膜骨膜弁を元に戻してこれを緊密に縫合する．ヒーリングアバットメントは口腔粘膜よりやや突き出る（図4-3-11）．

（笹倉裕一）

Ⅳ インプラント関連術式の種類とその特徴

1. 骨造成（増生）

1）骨造成（増生）の意義
　インプラント埋入のためには良質で豊富な骨の存在が不可欠である．骨量により上部構造のデザイン，審美的修復，機能的修復ならびに長期安定性が制限されることが多い．重度に吸収した顎堤と，上顎洞や神経などの解剖学的存在はインプラント治療にとって大きなリスクファクターであり，それを回避するために多くの骨造成法がとられている．

　なお，増生とは細胞の増加を伴う生物学的な増大，造成は人工的に手を加えて作りあげることを意味する．

2）骨造成法の種類
　① 骨移植
　② 骨再生誘導法（GBR法）
　③ 上顎洞底挙上術（側方アプローチ，歯槽頂アプローチ）
　④ 仮骨延長術
　⑤ スプリットクレスト（リッジエキスパンション）
　⑥ 下歯槽神経・血管束側方移動術

3）移植材の種類（表4-4-1）

(1) 自家骨
　自家骨は骨形成能，骨誘導能および骨伝導能を有し，移植後は骨細胞に置換され，オッセオインテグレーションや骨のリモデリングに関与する．自家骨の採取部位は口腔内ではオトガイ部，下顎枝，上顎結節，前鼻棘およびインプラント埋入部周囲，口腔外では腸骨や脛骨などである．採取部位の選択は必要な骨量，骨質，移植骨の形態と形状および採取部位への影響などで決定する（図4-4-1）．移植材としては優れているが，採取手術によるドナーサイトへの侵襲と採取量に制約がある．採取した骨はブロック骨あるいは細片骨にして使用する．

表4-4-1 移植骨の種類　　　　　　　　　　　　　　　　　　　　　　　　　（2014.1.1現在）

	原材料	吸収性	骨芽細胞	特徴
自家骨		吸収性	○	粉砕皮質骨．海綿骨は吸収が早い
他家骨	ヒト脱灰凍結乾燥骨（DFDBA）	吸収性	—	
異種骨	天然HA（牛骨由来）	非吸収性，吸収性	—	骨の構造を温存
	天然HA（牛骨由来）＋アテロコラーゲン	吸収性	—	骨の構造を温存
代用骨	合成HA	非吸収性	—	
	合成HA＋β-TCP	非吸収性	—	
	β-TCP	吸収性	—	半年～1年で破骨細胞により吸収

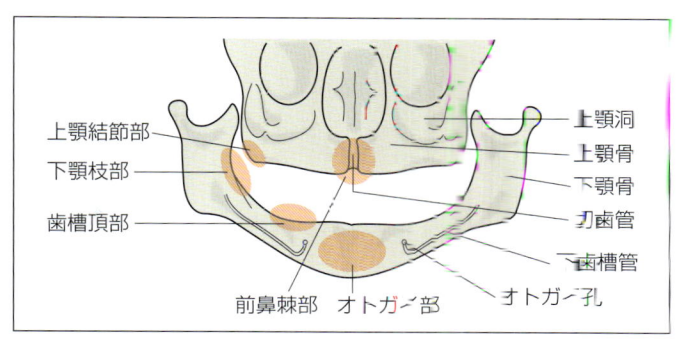

図 4-4-1　自家骨採取部位

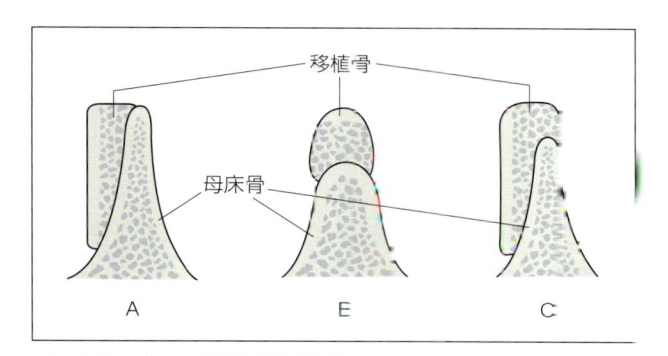

図 4-4-2　ブロック骨移植の種類
A：ベニアグラフト，B：サドルグラフト，C：Jグラフト

(2) 他家骨（同種骨）
　患者本人以外の骨を脱灰凍結乾燥骨（DFDB）などとして使用する．
(3) 異種骨
　タンパクを除去し，ミネラル成分のみを残したヒト以外の動物（ウシ，ブタなど）の骨を使用する．
(4) 代用骨
　化学的に合成された人工骨である．ハイドロキシアパタイト（HA）とリン酸三カルシウム（β-TCP）がある．

4）骨移植の種類
(1) 移植骨の形態による分類
(a) ブロック骨移植
　① ベニアグラフト（図 4-4-2A）
　唇，頰側にブロック骨を張りつけて，顎堤の幅を獲得する．
　② サドルグラフト（図 4-4-2B）
　顎堤上にブロック骨を乗せ，平坦で低い顎堤を高くする．

69

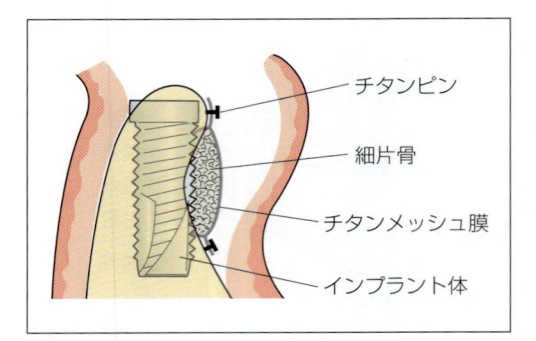

図 4-4-3　細片骨移植
細片骨をチタンメッシュ膜で被覆し，チタンピンで母床骨に固定する．

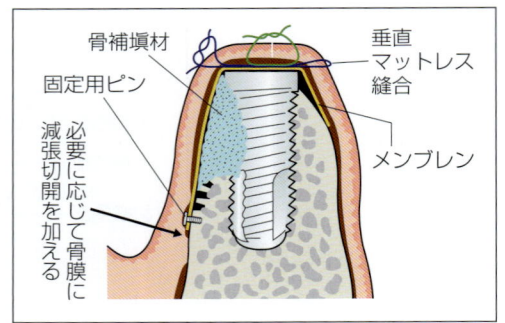

図 4-4-4　GBR 法
骨欠損部に自家骨や骨補塡材でスペースを確保し，メンブレンで線維芽細胞などの陥入を遮断し，骨形成可能な環境にする．

③　J グラフト（図 4-4-2C）
　垂直的および水平的骨量が不足している場合に用いる．
(b) 細片骨移植（図 4-4-3）
　細片骨をチタンメッシュ膜などで包んで形態を保持する．
(2) 移植形式による分類
(a) アンレーグラフト
　歯槽高径が低い部位に骨高径を増大するためにブロック骨を移植する方法で，オトガイ部や下顎枝部などから採取した移植片を骨ねじなどで移植母床の骨にしっかりと固定する．唇頬側方向にブロック骨を移植する方法を特にベニアグラフトという．
(b) インレーグラフト
　陥凹した欠損部に骨を塡入し，骨量を増す方法である．
(c) サンドイッチグラフト
　顎骨の高さを増すために顎骨を基底部と歯槽部の間で上下に分離し，その間にブロック骨を挟み込む移植法である．
(3) 移植の方向による分類
(a) 水平的骨移植
　唇，頬側に移植骨を張りつけて，顎堤の幅を獲得する．
(b) 垂直的骨移植
　顎堤上に移植骨をのせ，平坦で低い顎堤を高くする．
(c) 水平・垂直的骨移植
　水平的および垂直的に骨量が不足している場合に用いる．

5）骨誘導再生法（GBR 法 guided bone regeneration）（図 4-4-4）
　メンブレン（遮断膜）を用いて骨欠損部から骨を形成する能力をもった細胞以外の細胞を機械的に遮断して，隣接する骨髄腔の細胞が欠損部に侵入分化し，骨形成可能な環境を作成することである．骨再生のスペース確保とより早く骨組織を再生するために自家細片骨や代用骨（β-TCP など）を骨とメンブレンの間に添加する．

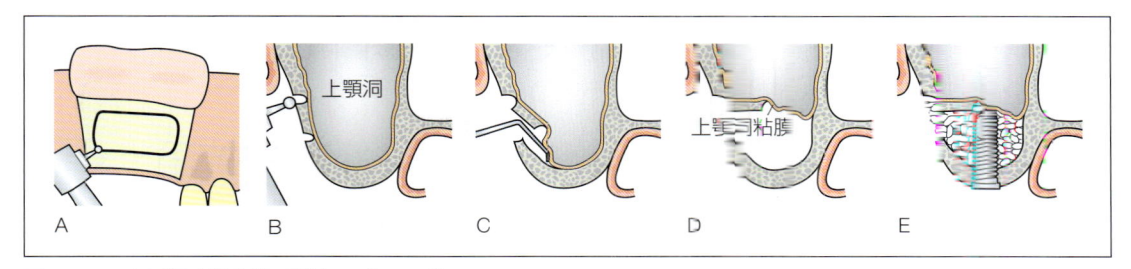

図 4-4-5　上顎洞底挙上術（側方アプローチ）
A：頰側歯肉を剝離翻転し，上顎洞側壁の骨窓を設定する．B：バーにて骨窓を形成する．C：上顎洞粘膜を穿孔しないように剝離する．D：インプラント体が埋入できる高さまで上顎洞粘膜を剝離する．E：挙上された上顎洞粘膜と上顎洞底との間に骨や骨補塡材を塡入する．インプラント体は同時にあるいは骨造成後に埋入する．

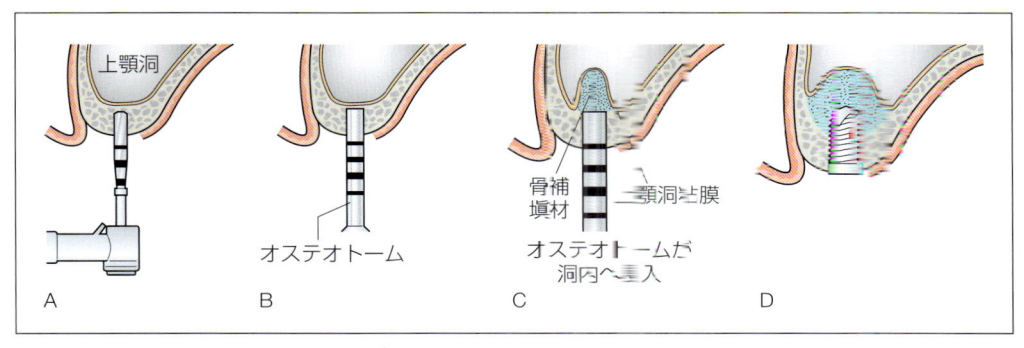

図 4-4-6　上顎洞底挙上術（歯槽頂アプローチ）
A：インプラント体埋入窩を形成する．B：オステオトームなどで上顎洞粘膜を破らないように慎重に骨を穿孔する．C：骨補塡材を用いて上顎洞粘膜を挙上する．D：十分に挙上されていればインプラント体を埋入する．

表 4-4-2　側方アプローチと歯槽頂アプローチの比較

	側方アプローチ	歯槽頂アプローチ
患者への侵襲度	比較的大きい	比較的少ない
全身への影響	比較的多い	比較的少ない
挙上量	大きい	少ない
インプラント体の長さ	長いインプラント体を選択できる	制限がある
骨補塡材の量	十分な骨補塡材が必要　まんべんなく塡入できる	少ない　偏りが出る場合がある
治癒期間	既存骨によって異なる	既存骨によって異なる
インプラント体の洞内迷入	既存骨量と初期固定による	既存骨量と初期固定による
洞粘膜の穿孔	確認できる	確認できない

6) 上顎洞底挙上術（図 4-4-5, 6, 表 4-4-2）

　上顎洞が歯槽頂に近接している場合に，上顎洞粘膜と上顎洞底の骨の間にスペースを作り，インプラント体埋入に必要な骨量を確保する方法で，そのスペースに自家骨や代用骨などを移植する．上顎骨側壁から上顎洞に到達する方法を側方アプローチ（サイナスリフト），埋入窩から上顎洞に到達する方法を歯槽頂アプローチ（ソケットリフト）という．側方アプローチと歯槽頂アプローチの選択基準は歯槽頂から上顎洞底の距離，挙上量，上

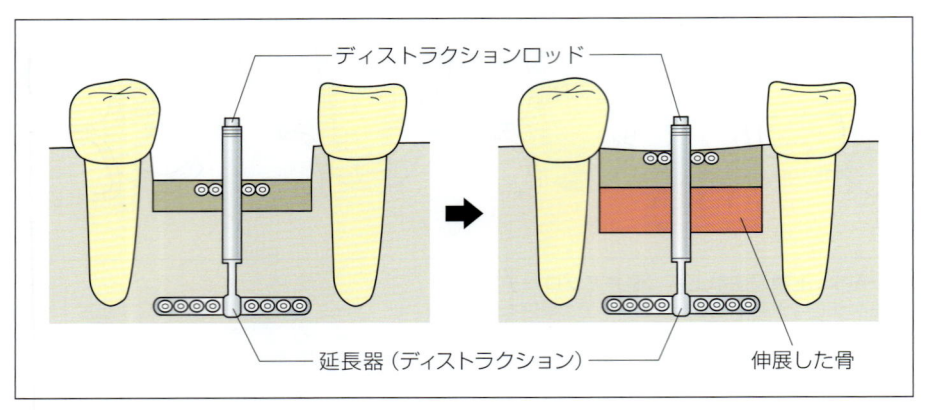

図 4-4-7　仮骨延長術
移動骨片を作成し，延長器を固定．ディストラクションロッド（中央）を時計回転に回すと，1回 0.4 mm 骨が垂直に伸展される．

顎洞底の形態，初期固定の有無などによって決定される．
　上顎洞底挙上術と同時にインプラント体を埋入する1回法は初期固定が得られることが必須で，初期固定が得られにくい場合は骨が成熟してからインプラント体の埋入を行う2回法が適している．
　リスクファクターとして，上顎洞内に炎症や嚢胞などの病変を認める場合，半月裂孔（いわゆる自然孔）が閉鎖している場合，およびヘビースモーカーがあげられる．

7）仮骨延長術（図 4-4-7）

　骨折の治癒の原理を利用して骨を増生する方法で，骨を増生したい部分に骨切りを行い，骨片と母床骨に小型の延長装置（ディストラクション）を取り付け，その骨片を毎日少しずつ引き離すことにより，両骨端から骨が新生してくる．骨延長は毎日 0.4～0.6 mm 前後延長させ，骨の延長に伴い周囲粘膜も同時に伸展するので，骨移植で生じやすい粘膜裂開などの継発症を防ぐことができる．垂直的な延長と頬舌的な延長があり，術後は骨の萎縮による後戻りを起こすことがある．

8）スプリットクレスト（図 4-4-8）

　狭窄した歯槽骨を唇・頬舌的に増大させる場合に適用される．歯槽頂に沿って骨切りし，オステオトームなどで唇・頬舌側の骨壁を若木骨折させ，インプラントを挟み込むように埋入する．インプラント埋入方向は骨切りした方向に制約され，骨壁間のスペースには骨移植の必要がある．

9）下歯槽神経・血管束側方移動術

　下顎臼歯部のインプラント治療に際し，下歯槽神経血管束までの垂直的骨量が不足している場合に用いる．
　下歯槽神経側方移動術は下顎骨の頬側の皮質骨壁を除去し，慎重にオトガイ神経と下歯槽神経を露出する．オトガイ孔の周囲骨壁の除去に際し，神経損傷を起こすことがある．切歯枝を切断後，下歯槽神経・血管束を頬側に移動し，インプラント体の埋入を行う．埋

第4章　治療法（外科）

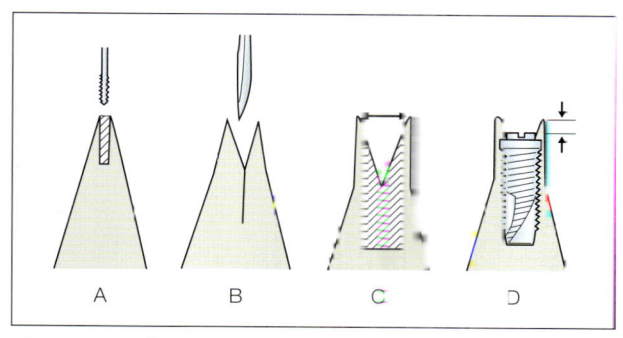

図4-4-8　スプリットクレスト
A：細いバーでオステオトームを挿入する溝を形成する．B：オステオトームを挿入し，槌打する．C：オステオトームは細いものから使用しインプラント体を埋入できるスペースを形成する．D：骨頂部は菲薄なため，骨吸収を見込んで骨縁下にインプラント体を埋入する．

入後は神経・血管束を元に戻し，除去した骨片を填入し縫合する．下歯槽神経損傷による下唇およびオトガイ部の知覚異常のリスクが伴う．

2．軟組織のマネジメント

インプラント治療の審美性や永続性を維持するには骨だけではなく，インプラント周囲軟組織が安定した状態で保たれる必要がある．そのためには一定以上の厚みの周囲粘膜と角化粘膜が必要である．

1）臨床的意義

（1）インプラント周囲粘膜の封鎖性

口腔内環境と骨-インプラント境界面への交通を封鎖することにより，プラークの付着や細菌の侵入などを防ぎ，オッセオインテグレーションの維持やインプラント周囲炎を予防する．インプラント周囲には十分な非可動性の角化粘膜が必要である．

（2）インプラント周囲粘膜の審美性

骨と粘膜の量，形態および色調により左右される．

（3）外的刺激からの抵抗性

ブラッシングや咀嚼に耐えうる角化粘膜の存在は永続性の維持に必要である．

2）インプラント周囲組織増大術

歯槽堤に対する軟組織増大の目的は，インプラント周囲への角化粘膜の獲得と形態の改善である．

（1）遊離粘膜移植術

角化粘膜が欠如している場合，小帯の高位付着，口腔前庭の狭小の場合に用いる．口蓋から角化粘膜を採取して使用することが一般的である．

（2）上皮下結合組織移植術

抜歯に伴い，唇側の骨壁が吸収することが多く，歯間乳頭の欠如や歯根部分での陥凹がみられるため審美障害をきたすことがある．審美障害の回復のため本法を用いる（図

73

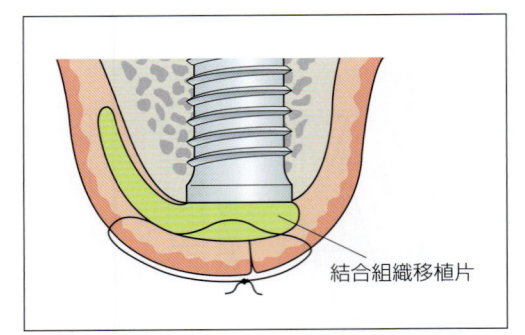

図 4-4-9　上皮下結合組織移植術
上皮下結合組織移植術は移植片の生着が確実で，移植後の色調や性状が受容部組織と調和しやすい．歯間乳頭再建術にも応用される．移植する結合組織移植片は口蓋粘膜から採取することが多い．

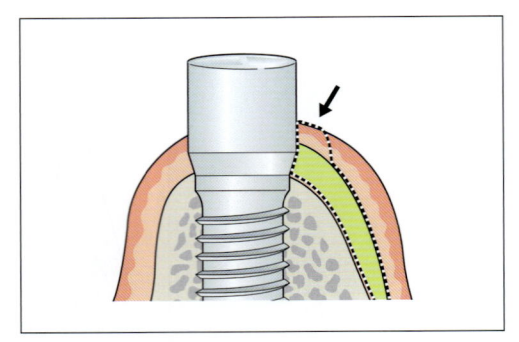

図 4-4-10　歯肉弁根尖側移動術
角化粘膜の幅が狭い場合，二次手術時などに，部分層にした角化粘膜を根尖方向に移動する．移動した弁と骨膜との間に移植片（結合組織：矢印）を埋入して縫合する．

4-4-9）．

(3) 歯肉弁根尖側移動術

　　角化粘膜が狭い症例では二次手術の際にアクセスホールをパンチアウトせずに角化粘膜を根尖側に移動させる（図 4-4-10）．

（加藤仁夫）

第5章

治療法（補綴）

I インプラント上部構造の種類

1. 上部構造の種類と補綴設計の要点

インプラントの上部構造は可撤性および固定性上部構造に大別できる（表5-1-1，3章Ⅲ図3-3-2参照）．最終上部構造の決定のためには患者の希望や予算などの主観的要因と，欠損形態，解剖学的な状況，咬合状態，残存歯の状態などの局所的要因を精査して治療計画を立案する．

2. 可撤性上部構造（オーバーデンチャー）

インプラントオーバーデンチャーは全部床義歯と部分床義歯の形態があり，それぞれの維持および支持の観点からは「インプラント維持・支持型」と「インプラント維持・粘膜支持型」に区分できる．設計，治療計画の基本となるのは歯の欠損範囲と，支台装置となるインプラントの埋入部位・方向，本数と使用するアタッチメントの種類などである．インプラントオーバーデンチャーでは機能圧をインプラントのみ，あるいは一部粘膜負担にするかにより，設計や使用する維持装置が異なるため，綿密な治療計画（義歯の設計のみならずインプラントの埋入計画も含む）が求められる．

インプラントオーバーデンチャーの設計で考えなくてはならないのは，支台となるインプラントを単独で使用するか連結するかである．多くの研究の結果からは両者に差はなく，むしろ対合関係や義歯のクリアランス，設計の複雑さ，インプラント間の平行状態などに左右される．また，インプラントの本数は多いほど維持安定に優れ，バランスよく配置（台形配置）されていることが望ましい．特に上顎の場合は吸収した顎骨の影響で，すべてのインプラントを平行に埋入することが困難である．そのために上顎のインプラントオー

表 5-1-1 インプラント治療に用いる上部構造の分類

上部構造の分類	上部構造の種類	特　徴
可撤性上部構造	インプラントオーバーデンチャー	・全顎もしくは部分欠損に対応 ・さまざまなアタッチメントを利用して義歯の維持を図る
固定性上部構造	クラウンブリッジ	・単独冠，連続冠，ブリッジ構造 ・スクリューもしくはセメント固定式に対応
	ボーンアンカードブリッジ	・全顎もしくは部分欠損に対応 ・基本的にスクリュー固定式

第 5 章　治療法（補綴）

表 5-1-2　アタッチメントの種類

種　類	インプラントの状態	特　徴	適応する主要堤条件
バーアタッチメント （バー＆クリップ）	連結	維持力が大きい 維持力の持続性が高い 回転を許容する	顎堤吸収の大きな症例 アンダーカットがない
ボールアタッチメント （ボール＆ソケット）	独立	維持力が大きい 維持力の持続性が高い	吸収の少ない良好な顎堤
ロケーターアタッチメント （ERA，ロケーター）	連結または独立		
磁性アタッチメント	連結または独立	維持力が小さい 維持力の持続性が高い 側方圧に弱い	特になし

　バーデンチャーでは，生体力学的およびインプラント体/アバットメントの機械工学的な強度も十分に考慮して，使用するアタッチメント（アバットメント）などの設計を考えなくてはならない．インプラントオーバーデンチャーに使用されるアタッチメントは表5-1-2 に示す 4 種類に大別できる（2章Ⅱ図 2-2-2 参照）．

3．固定性上部構造
1）上部構造の固定方式
　インプラント上部構造の固定方式にはスクリュー固定とセメント固定がある．固定方法の違いは上部構造の設計やアバットメントの選択に影響を与え，術前にある程度の治療計画を立案しておく必要がある（表5-1-3）．固定方法は歯列の多様性，審美・機能的要件，技工および臨床作業の簡便性などにより選択の基準が異なるため，両者の違いを明確に理解し，それぞれの症例に合った上部構造とその固定方法を選択する必要がある．

2）スクリュー固定式上部構造の特徴
　スクリュー固定式はインプラント体もしくはアバットメントに対して，上部構造体をねじ（スクリュー）で固定するもので，スクリュー固定用のアクセスホールが不可欠である．このアクセスホールより固定用スクリューを着脱することで上部構造は術者可撤式となる．これはスクリューの緩みや上部構造の破損などの合併症，上部構造のデザインの変更，メインテナンス時などの必要なときに上部構造を着脱することが容易であり，着脱の自由度（リトリバビリティー）とよばれる．

　理想的なアクセスホールは臼歯部では咬合面に，前歯部では舌側に位置すべきであるが，インプラントの埋入位置や方向によっては唇頬側や唇側にアクセスホールを設置しなくてはならず，審美のみならず機能的にも不利になることもある．また，アクセスホールは咬合面の約 30〜40％を占めるために，精密な咬合接触点および適切な形態付与が阻害される懸念や，フルベイク型の前装冠の場合はメタルフレームのデザインが適切でないとアクセスホール周囲の前装材料が破折する危険性がある．

　スクリュー固定式上部構造の種類には以下のものがある．

表 5-1-3　スクリュー固定とセメント固定の比較

スクリュー固定	利点	1. 着脱の自由度 　1) スクリューの緩みの確認が可能 　2) 上部構造ならびにアバットメントの清掃が可能 　3) 上部構造の修理，改造が可能 2. スクリューの緩みや破折により，アバットメントやインプラント体への過重を防ぎ，破折などを予防する（セーフティー機構） 3. 咬合高径，対咬関係の制限がある症例への対処が可能
スクリュー固定	欠点	1. スクリューの緩みや破折の危険性 2. パッシブフィットの獲得が困難であり，高い技工技術が必要 3. アクセスホールの存在 　1) 理想的な咬合接触点付与が困難 　2) 唇側，頰側面へのアクセスホールの露出（審美障害） 　3) 感染経路になる可能性
セメント固定	利点	1. 複雑なコンポーネントが不要で術式が単純 2. セメントにより適合性に許容範囲（パッシブフィットからの脱却） 3. インプラント埋入方向・部位にかかわらず，機能・審美的に理想的な上部構造の製作が可能（カスタムアバットメントの応用） 4. アクセスホールによる咬合接触状態，審美性に関わる問題を解決
セメント固定	欠点	1. 着脱の自由度に対する妥協 　1) 合着・接着用セメントの場合は着脱の自由度がない・困難 　2) 着脱の自由度のためには仮着セメントを使用 2. 歯肉縁下でのセメント残留とそれによる周囲組織への影響 3. 内冠（アバットメント）の緩みに対する対応 4. 上部構造の脱離 　1) セメントの溶解 　2) 内冠（アバットメント）の高さおよびテーパー 5. 上部構造の適合状態に関する指標がない

(1) クラウン・ブリッジタイプ

　クラウン・ブリッジタイプのスクリュー固定式上部構造は単独歯欠損から無歯顎に至るまですべての欠損形態において応用可能である．使用するアバットメントは，①コニカル型アバットメント，②角度付アバットメント，③UCLA型アバットメントである．スクリュー固定式の最大の特徴は着脱の自由度であるが，インプラント上部構造が過度の負荷を受けた際に，アバットメントスクリューならびに上部構造固定用スクリューの緩みや破折などが指摘される．

(2) ボーンアンカードブリッジ

　主に無歯顎あるいは多数歯欠損に用いられ，強固なフレームワーク上に歯冠部と歯肉部の両者を兼ね備えた形態を有するのが特徴である．歯冠部は義歯用人工歯あるいは歯冠用前装材料（陶材あるいは歯冠補綴用コンポジットレジン）により製作され，歯肉部は床用レジンか歯肉色の歯冠用前装材料（陶材あるいは歯冠補綴用コンポジットレジン）を用いる．この上部構造は無歯顎用に開発されたために，補綴学的には全部床義歯の要因を多数含む．歯冠の再現位置や咬合採得など全部床義歯補綴に精通していないと，満足のいく上部構造の製作は困難である．

　この種の上部構造ではフレームワークが大型であるために，インプラントあるいはア

表 5-1-4　セメント固定式に用いるアバットメントの特徴

アバットメントの種類		材　質	特　長
支台歯形成タイプ	既製の形成用ツーピースアバットメント	・チタン ・ジルコニア	・既成のツーピースアバットメントを模型上で支台歯形成を行う ・複数支台の場合は平行性を獲得するためにミリングマシンが必要 ・支台形態付与の自由度が少なく，理想的なエマージェンスプロファイルが付与できないこともある ・チタンやジルコニアは形成が困難
カスタムアバットメント	鋳造（鋳接）によるカスタムアバットメント	・金合金	・UCLA型アバットメントに理想的な支台歯形態をワックスアップし，金合金で鋳造して製作する ・チタンやジルコニアに比較して生体親和性に劣る
	CAD/CAMアバットメント	・チタン ・ジルコニア	・CAD/CAMテクノロジーにより理想的な支台歯形態をミリングして製作する． ・使用可能な材料の幅が広い． ・支台歯形態は以下に示す通りで製作することができる． 　①コンピュータ上で専用ソフトウェアを用いて仮想的にデザインした後にCAMへデータを送る 　②実際にレジンやワックスで製作したものを，3Dスキャナーで形態を読み込ませてからCAMへデータを送る

バットメントに対する適合精度が最大の課題である．従来は金合金による鋳造・ろう付け（レーザー溶接）で製作されてきた．しかし最近ではCAD/CAMが有効に活用され，正確なインプラント作業用模型上でアバットメントと一体化したチタンあるいはジルコニア製のフレームワークの応用も可能である．

3）セメント固定式上部構造の特徴

　セメント固定式は天然歯のクラウン・ブリッジと同様で，支台歯形態としたアバットメントに外冠（クラウンやブリッジ）をセメントで合着あるいは仮着をする（表 5-1-4）．セメント固定式はスクリュー固定式と比較して，適切なエマージェンスプロファイルの付与，咬合，審美性，およびインプラント埋入方向の補綴的補正に有効である．また，さまざまなアバットメントの応用により，機能と審美を兼ね備えた理想的な歯冠外形や咬合接触状態の再現が可能である．セメント固定式の場合も支台部分（アバットメント）はスクリュー固定となる．同部の緩みや破折を誘発する要因としては，①上部構造の適合性，②セメントの溶解，③咬合状態，などがある．セメント固定における適合精度はスクリュー固定に比較して厳密さを欠く傾向があり，セメントによる補償にも限度があり，セメントの溶解に伴うマイクロムーブメントが与える影響は大きい．また，通常のクラウン・ブリッジと同様の咬合接触が付与できるため咬合に対する配慮はさらに必要で，生体力学的な要因が大きく影響する．

4．インプラント上部構造に使用する材料

　固定方式にかかわらず，インプラント上部構造に使用する材料はある程度限定される（表 5-1-5）．使用する材料により技工操作も異なり，フレームワークとしての金属材料によって従来の鋳造法とCAD/CAMの2種類が主に選択される．また，ボーンアンカードブリッジでは審美的要求にも対応できるようにさまざまな製作方法や材料が選択されるように

表 5-1-5　インプラント固定性上部構造に使用する材料

上部構造の種類	補綴装置の種類	フレームワーク（コーピング）の材料	製作方法	前装材料
クラウン・ブリッジタイプ（スクリュー固定式）	金属冠	金合金	鋳造・鋳接	・なし
	前装冠	金合金	鋳造・鋳接	・陶材 ・歯冠補綴用コンポジットレジン
		チタン	CAD/CAM	・陶材（積極的に推奨できない） ・歯冠補綴用コンポジットレジン
		ジルコニア	CAD/CAM	・陶材 ・歯冠補綴用コンポジットレジン
クラウン・ブリッジタイプ（セメント固定式） 注）外冠を意味するアバットメントは含まない	金属冠	金合金	鋳造	・なし
	前装冠	金合金	鋳造	・陶材 ・歯冠補綴用コンポジットレジン
		チタン	CAD/CAM	・陶材（積極的に推奨できない） ・歯冠補綴用コンポジットレジン
		Co-Cr	CAD/CAM	・陶材
	メタルフリー	ジルコニア	CAD/CAM	・陶材 ・歯冠補綴用コンポジットレジン
		二ケイ酸リチウムガラスセラミック	CAD/CAM ヒートプレス	・陶材
ボーンアンカードブリッジ		金合金	鋳造・鋳接	歯冠部分 ・陶材 ・歯冠補綴用コンポジットレジン ・義歯用人工歯 歯肉色部分 ・歯肉色陶材 ・歯肉色補綴用コンポジットレジン
		チタン ジルコニア	CAD/CAM	

なってきている．

　また，インプラントオーバーデンチャーでは従来のレジン床あるいは金属床義歯と同様の材料が使用され，アタッチメントに関しては金合金を主体とした既製のものか，CAD/CAMを応用したチタンの中間構造体（バーアタッチメントも含む）が主体となる．

（萩原芳幸）

Ⅱ 印象採得

1. 上部構造がクラウンやブリッジの場合

　インプラントの位置を正確に再現した作業用模型を得るために，無圧印象を行う．顎骨内のインプラント体を復元するインプラントレベルの印象採得と，歯肉粘膜を貫通したアバットメントを復元するアバットメントレベルの印象採得がある．

1）オープントレー法（図5-2-1）

　天井部分の一部が窓開けされたトレー（オープントレー）を用いて，アンダーカット形態のついた印象用コーピング（トランスファーコーピング）を印象内に取り込む印象採得法（ピックアップ印象法）である．

　インプラントに印象用コーピングを固定用スクリューで固定した後に，シリコーンゴム印象材を用いて印象採得する．複数本のインプラント相互の位置関係を正確に再現するために，アバットメントに固定した印象用コーピングを即時重合レジンで連結固定することがある．印象材の硬化後，固定用スクリューを緩め印象用コーピングとともにトレーを口腔内から撤去する．印象内に取り込まれた印象用コーピングに金属製のインプラントアナログ（レプリカ，ダミーともいう）を連結し，連結部分を歯肉用シリコーンで被覆した後に，印象面に超硬石膏を注入して作業用模型を製作する．口腔内のインプラントはインプラントアナログとして再現される．

2）クローズドトレー法

（1）印象用コーピングを用いる方法（図5-2-2）

　窓開けされていないトレー（クローズドトレー）とアンダーカットのない印象用コーピングを用いる印象採得法である．

　印象用コーピングをインプラントに一時的に固定した後に，シリコーンゴム印象材で印象採得する．インプラントアナログを連結した印象用コーピングを印象面の陰型に適合させて，連結部分を歯肉用シリコーンで被覆した後に，印象面に超硬石膏を注入して作業用模型を製作する．口腔内のインプラントはインプラントアナログとして再現される．

（2）印象用コーピングを用いない方法

　通常のクラウン・ブリッジと同様に，顎骨内のインプラント体に連結したアバットメントを印象採得し，印象面に超硬石膏を注入して作業用模型を製作する．アバットメント部分は超硬石膏で再現される．

2. 上部構造がオーバーデンチャーの場合（図5-2-3）

　個人トレーを用いてインプラント体の無圧印象と，欠損部顎堤（義歯床部分）の機能印象（選択的加圧印象）を同時に行う．

　インプラント体に印象用コーピングを固定した後に，個人トレーを試適する．トレー辺縁部にモデリングコンパウンドを焼き付けて，欠損部顎堤の辺縁形成（筋圧形成）を行っ

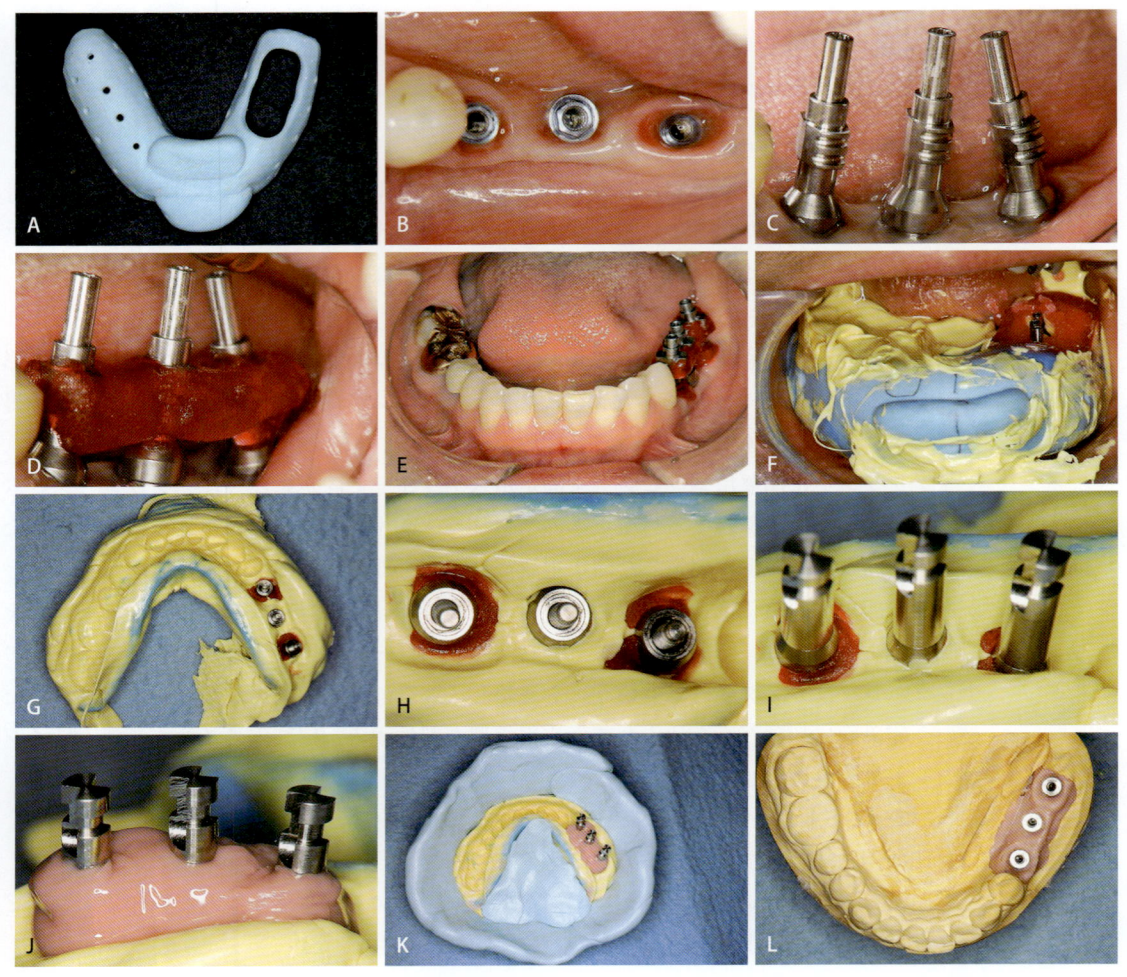

図 5-2-1　オープントレー法によるブリッジの印象
A：オープントレー
B：下顎左側大臼歯部に埋入された3本のインプラント
C：オープントレー用の印象用コーピングをアバットメントに連結する.
D：印象用コーピングを即時重合レジンで連結固定する.
E：印象採得の準備が整った口腔内
F：個人トレーとシリコーンゴム印象材で印象採得を行う.
G：印象材の硬化後に印象用コーピングとともに口腔外へ撤去された印象
H：印象用コーピングは印象内に抜き取られている.
I：印象用コーピングにインプラントアナログを連結する.
J：印象用コーピングとインプラントアナログの連結部分を歯肉用シリコーンで被覆する.
K：印象の周縁部をボクシングした後に超硬石膏を注入する.
L：石膏の硬化後に印象を撤去して得た作業用模型

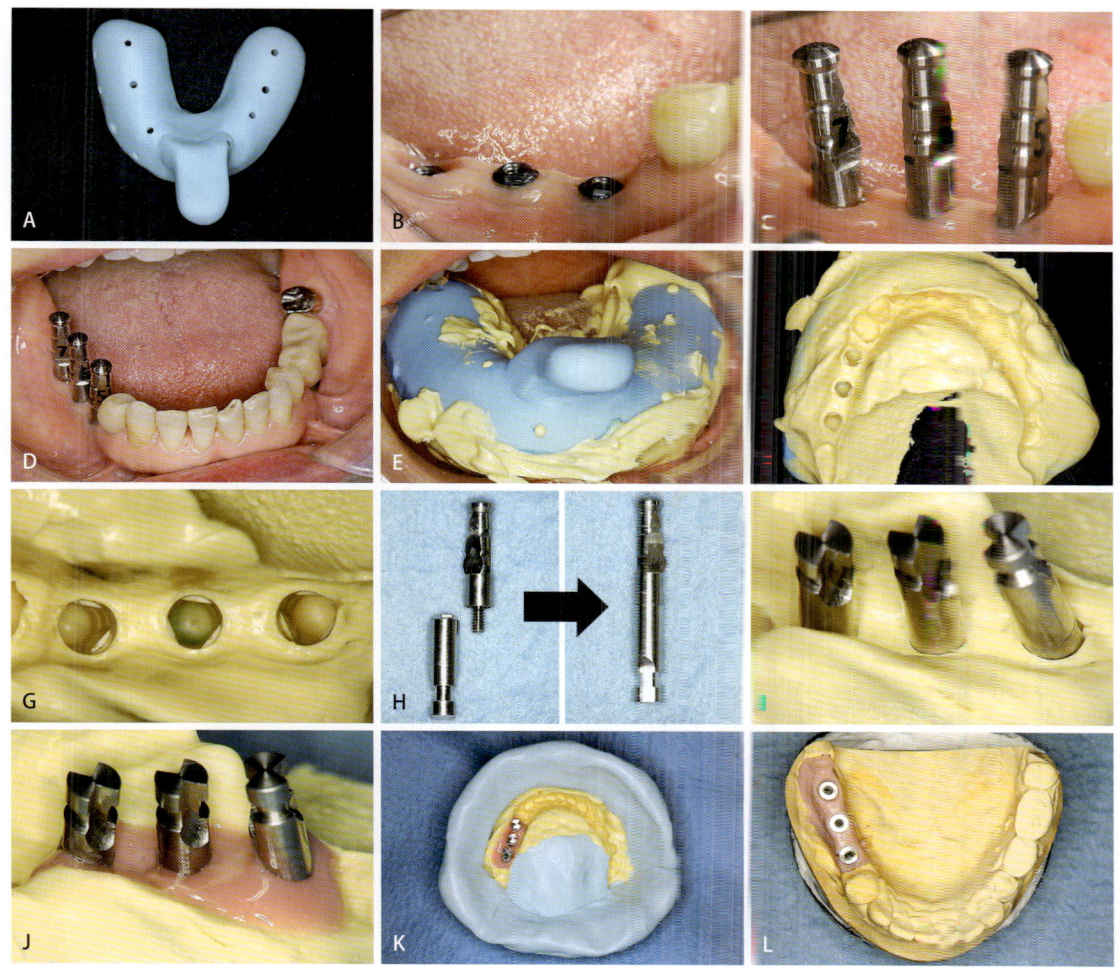

図 5-2-2 クローズドトレー法によるブリッジの印象
A：クローズドトレー
B：下顎右側大臼歯部に埋入された3本のインプラント
C：クローズドトレー用の印象用コーピングをアバットメントに連結する．
D：印象採得の準備が整った口腔内
E：個人トレーとシリコーンゴム印象材で印象採得を行う．
F：印象材の硬化後に口腔外へ撤去した印象
G：3本の印象用コーピングに一致する印象
H：クローズドトレー用の印象用コーピングとインプラントアナログ．左：連結前　右：連結後
I：インプラントアナログと一体化した印象用コーピングを印象に挿入する．
J：インプラントアナログと印象用コーピングとの連結部分を歯肉用シリコーンで被覆する．
K：印象の辺縁部をボクシングした後に超硬石膏を注入する．
L：石膏の硬化後に印象を撤去して得た作業用模型

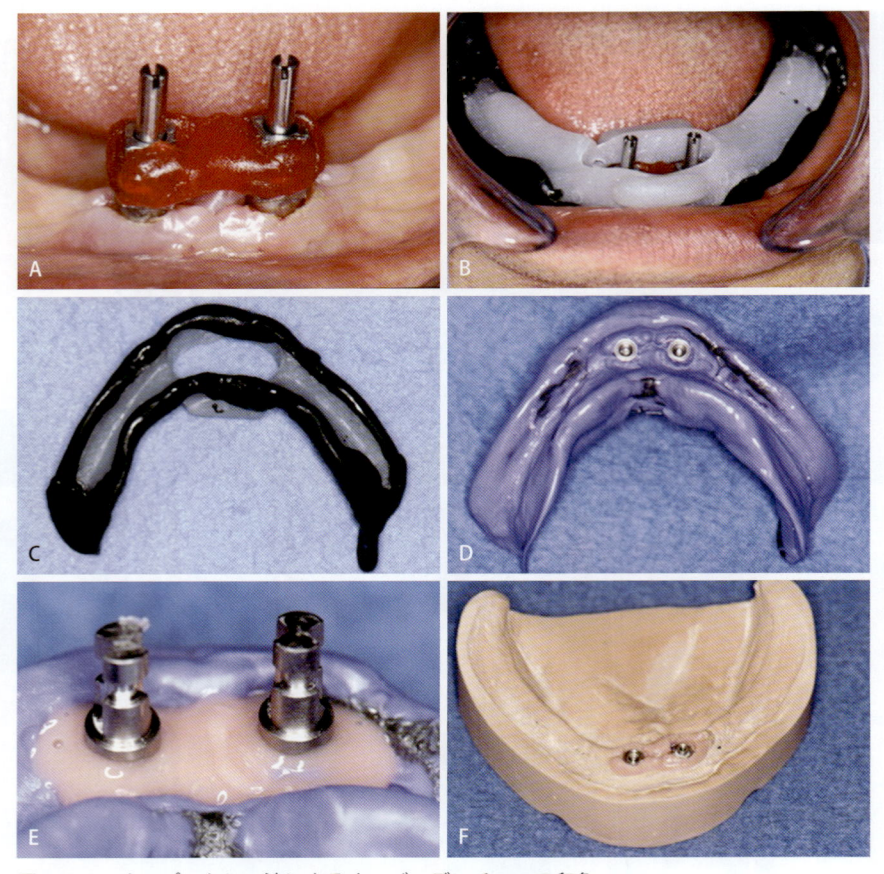

図 5-2-3　オープントレー法によるオーバーデンチャーの印象
　A：アバットメントに連結された印象用コーピングを即時重合レジンで固定する．
　B：辺縁部をモデリングコンパウンドで辺縁形成する．
　C：辺縁形成後の個人トレー
　D：インプラントと顎堤粘膜の印象．印象用コーピングは印象内に抜き取られている．
　E：印象用コーピングとインプラントアナログの連結部分を歯肉用シリコーンで被覆した後に，石膏を注入する．
　F：石膏の硬化後に印象を撤去して得た作業用模型

た後に，シリコーンゴム印象材で印象採得する．印象材の硬化後，固定用スクリューを緩めて印象を口腔内から撤去する．印象用コーピングに金属製のインプラントアナログを連結し，印象の全周をボクシング（箱枠形成）した後に超硬石膏を注入して作業用模型を製作する．

（尾関雅彦）

Ⅲ アバットメントの選択

1. アバットメントとは（図2-2-1参照）
　顎骨内のインプラント体に連結し，上部構造（クラウン，ブリッジ，アタッチメント）を固定するための支台部分（支台装置）をアバットメントという．

2. アバットメントの選択
　アバットメントは以下の点を総合的に考慮して選択する．
① インプラント体の埋入方向，埋入位置および埋入深度
② インプラント体の周囲組織の状態
③ インプラント体と対合歯との垂直的距離
④ インプラント上部構造の審美性

3. アバットメントの分類
1）インプラント体との連結様式による分類（図5-3-1）
（1）エクスターナルコネクション
　アバットメントとインプラント体の接合面がバットジョイントの連結様式で，インプラント体が凸，アバットメントが凹になっているものをいう．
（2）インターナルコネクション
（a）インターナル・バットジョイント
　アバットメントとインプラント体の接合面がバットジョイントの連結様式で，インプラント体が凹，アバットメントが凸になっているものをいう．
（b）インターナル・テーパージョイント
　アバットメントとインプラント体の接合面がスリップジョイント（円錐型の斜面）の連

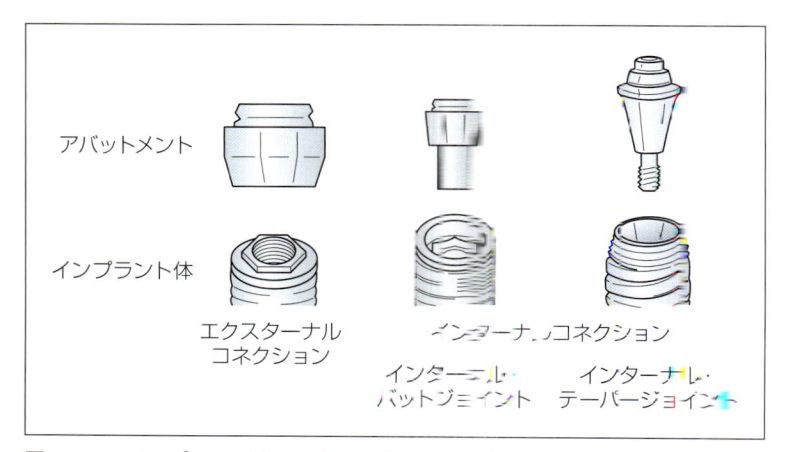

図5-3-1　インプラント体との連結様式による分類

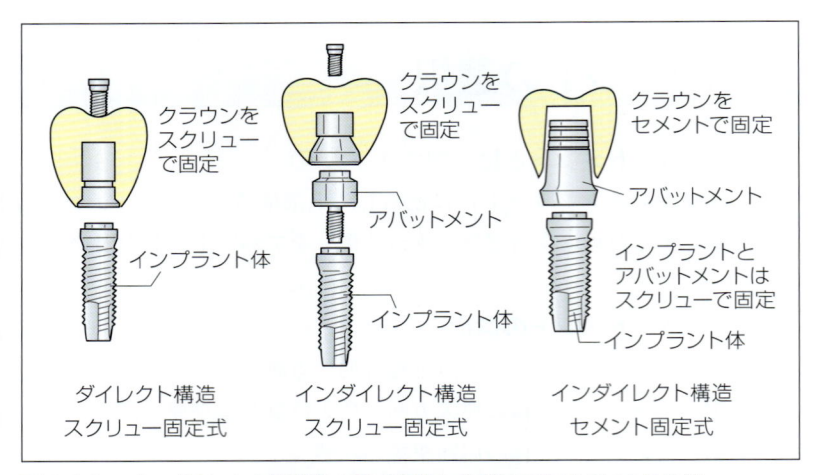

図5-3-2 インプラント上部構造の構成要素ならびに固定様式による分類

結様式で，インプラント体が凹，アバットメントが凸になっているものをいう．

2）インプラント上部構造の構成要素による分類（図5-3-2）

(1) ダイレクト構造
　アバットメントと一体化したインプラント上部構造は，インプラント体に直接スクリューで固定される．対合歯とのクリアランスが乏しい場合や，歯周粘膜が薄い症例でアバットメントの露出を避けたい場合に用いる．

(2) インダイレクト構造
　アバットメントをインプラント体にスクリューで連結した後に，インプラント上部構造をスクリューまたはセメントで固定する．アバットメントと上部構造の固定様式の違いから，スクリュー固定式の上部構造とセメント固定式の上部構造に分けられる．

3）インプラント上部構造の固定様式による分類

(1) スクリュー固定式上部構造の場合
　術者可撤性の上部構造に設計する．上部構造の着脱が容易なので，メインテナンスや修理が容易である．上部構造に過度の負荷が生じると，アバットメントや上部構造を固定するためのスクリューに緩みや破損を生じうる．

　① 通常のアバットメント（図5-3-1）
　インプラントの埋入方向が良好で，咬合面にアクセスホールがくる場合に用いる．既製アバットメントとカスタムアバットメントがある．既製アバットメントはチタンでできている．カスタムアバットメントは金合金を鋳造（鋳接）したり，チタンやジルコニアをCAD/CAMの削り出しで製作する．

　② 角度付アバットメント（図5-3-3）
　インプラントの埋入方向が不良な場合に，アクセスホールが咬合面にくるように修正する目的で用いる．既製のアバットメント（チタン）とカスタムアバットメント（金合金）がある．

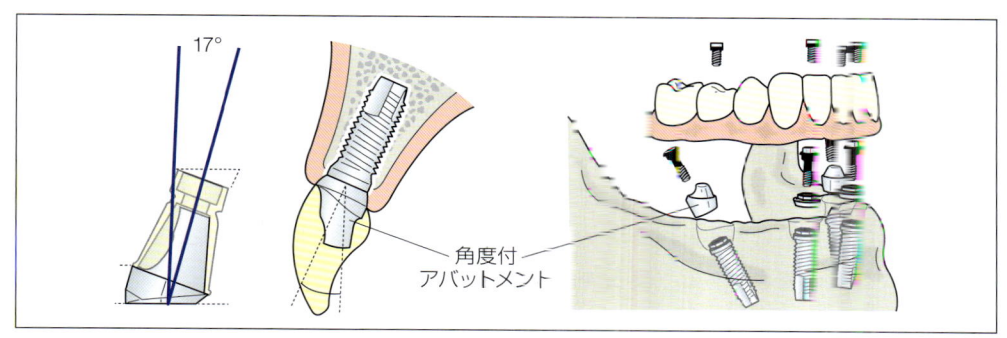

図 5-3-3　スクリュー固定式角度付アバットメント

（2）セメント固定式上部構造の場合
　① 既製アバットメント
　　チタンあるいはジルコニアでできており，支台形成が可能なものもある．
　② カスタムアバットメント
　　金合金を鋳造（鋳接）したり，チタンあるいはジルコニアをCAD/CAMの削り出しで製作する．

4）材料による分類
（1）チタン
　　既製アバットメント，CAD/CAMのカスタムアバットメント
（2）金合金
　　鋳造（鋳接）によるアバットメント
（3）ジルコニア
　　既製アバットメント，CAD/CAMのカスタムアバットメント

（尾関雅彦）

Ⅳ 上部構造の製作

1. 上部構造の製作手順
　インプラントを支台とする上部構造の製作は，通常の補綴処置と同様の手順で行われる．すなわち，印象採得⇒咬合採得⇒暫間補綴装置の装着⇒フレームワーク試適⇒最終上部構造の装着である（表5-4-1, 2）．

2. 咬合採得
1）少数歯欠損症例
　少数歯欠損で習慣性咬合位が適正かつ安定している症例では，咬合床は不要である．軟化したパラフィンワックス（バイトワックス）や咬合採得用のシリコーン（シリコーンバ

表5-4-1　固定性上部構造の製作手順

治療室で行うこと	技工室で行うこと
概形印象	研究用模型の製作 個人トレーの製作
精密印象	作業用模型の製作 咬合床の製作
咬合採得	上下顎模型の咬合器装着 暫間補綴装置の製作
暫間補綴装置の装着	
暫間補綴装置の印象	参考用模型（研究用模型）の製作 フレームワークの製作
フレームワークの試適	前装 最終上部構造の完成
最終補綴装置の装着	

表5-4-2　可撤性上部構造（オーバーデンチャー）の製作手順

治療室で行うこと	技工室で行うこと
概形印象	研究用模型の製作 個人トレーの製作
精密印象	作業用模型の製作 咬合床の製作
咬合採得	上下顎模型の咬合器装着 （前歯部）人工歯排列
（前歯部）人工歯排列の試適	暫間補綴装置の製作
暫間補綴装置の装着	
暫間補綴装置の印象	研究用模型の製作 維持装置（バーアタッチメント）の製作 人工歯排列（ろう義歯）
支台装置（バーアタッチメント）の試適 人工歯排列（ろう義歯）の試適	床用レジンの重合，最終義歯（オーバーデンチャー）の完成
維持装置（バーアタッチメント）と最終義歯の装着	

第5章 治療法（補綴）

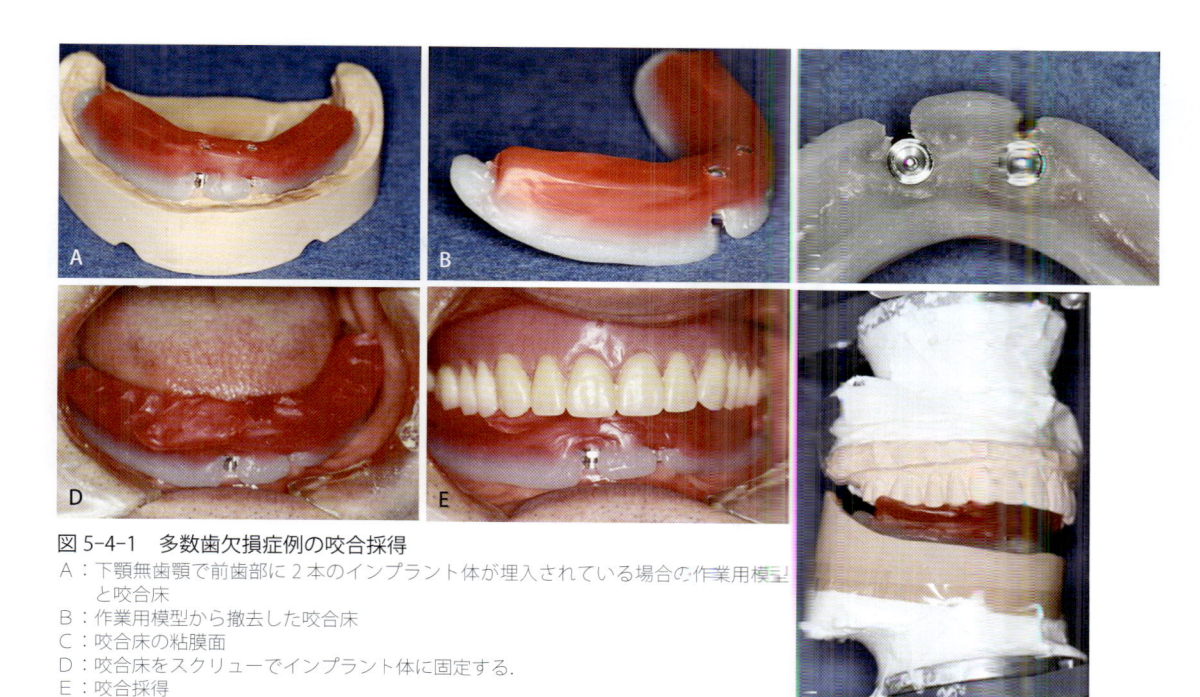

図 5-4-1 多数歯欠損症例の咬合採得
A：下顎無歯顎で前歯部に 2 本のインプラント体が埋入されている場合の作業用模型と咬合床
B：作業用模型から撤去した咬合床
C：咬合床の粘膜面
D：咬合床をスクリューでインプラント体に固定する．
E：咬合採得
F：顎間記録を用いて上下顎の模型を咬合器に装着する．

イト）を用いて咬合採得する．

2) 多数歯欠損症例（図 5-4-1）

多数歯欠損で習慣性咬合位が不安定な症例や，上下顎の模型の残存歯では安定した嵌合状態が得られない症例では，咬合床を用いて咬合採得する．咬合床は維持装置，基礎床と咬合堤（ろう堤）で構成される．

（1）維持装置

テンポラリーシリンダーを用いる．テンポラリーシリンダーは基礎床と一体化しており，インプラント体やアバットメントにスクリューで固定することで，咬合床が安定する．

（2）基礎床

常温重合レジンで作られる．

（3）咬合堤（ろう堤）

パラフィンワックスで作られる．咬合堤と対合歯との間に，加熱して軟化したパラフィンワックス（バイトワックス）やシリコーンを介在させて，対合歯との垂直関係を記録する．

3. 暫間補綴装置の製作と装着

1) 固定性上部構造（クラウン・ブリッジ）の場合（図 5-4-2）

テンポラリーシリンダーに常温重合レジンを盛って歯冠形態を付与して，暫間クラウン（ブリッジ）とする．暫間クラウン（ブリッジ）はインプラント体やアバットメントにス

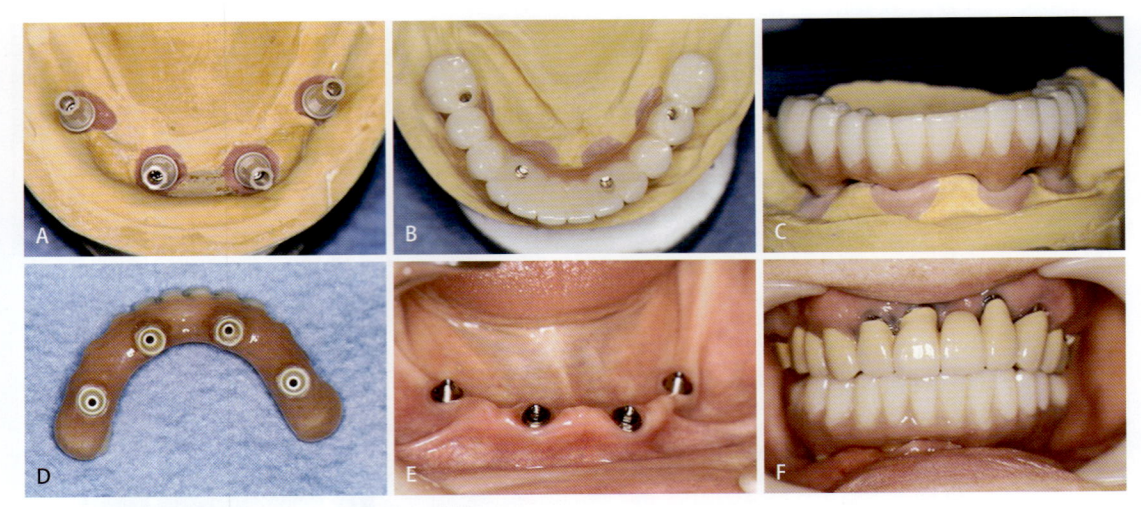

図 5-4-2　暫間補綴装置（ブリッジ症例）の製作
A：下顎無歯顎に4本インプラントが埋入されている場合の作業用模型と，インプラントアナログに装着されたテンポラリーシリンダー
B：テンポラリーシリンダーに即時重合レジンを盛って，暫間ブリッジを製作する．
C：暫間ブリッジの唇側面
D：暫間ブリッジの粘膜面
E：暫間ブリッジの装着前
F：暫間ブリッジの装着

クリューで固定する．インプラント体周囲の骨組織が咬合負荷に対して適応しやすくする目的で，暫間クラウン（ブリッジ）の装着から最初の数週間は対合歯と咬合接触しないようにしておき，その後，常温重合レジンで咬合挙上して対合歯との空隙を少なくすることで，咬合負荷が徐々に支台インプラントに加わるようにするプログレッシブローディング（progressive loading）を与えることもある．

2）可撤性上部構造（オーバーデンチャー）の場合

(1) 旧義歯を利用する方法

インプラント体に暫間アバットメント（ヒーリングアバットメント）が連結されている場合には，しばしばチェアサイドで旧義歯の粘膜面を削合またはリライニングして，暫間義歯として使用する．

(2) 新たに暫間義歯を製作する方法

通常の可撤性上部構造の製作法に準じて製作するが，特に作業用模型の顎堤辺縁部を損傷しないように配慮する．作業用模型の複模型で製作することもある．

4. フレームワークの製作と試適

1）フレームワークの製作

(1) 鋳造法（鋳接法）（図 5-4-3）

ゴールドシリンダー上でワックスアップしてフレームワーク形態を作り，金属を鋳造（鋳接）することにより，ゴールドシリンダーと一体化したフレームワークができあがる．最

第5章 治療法（補綴）

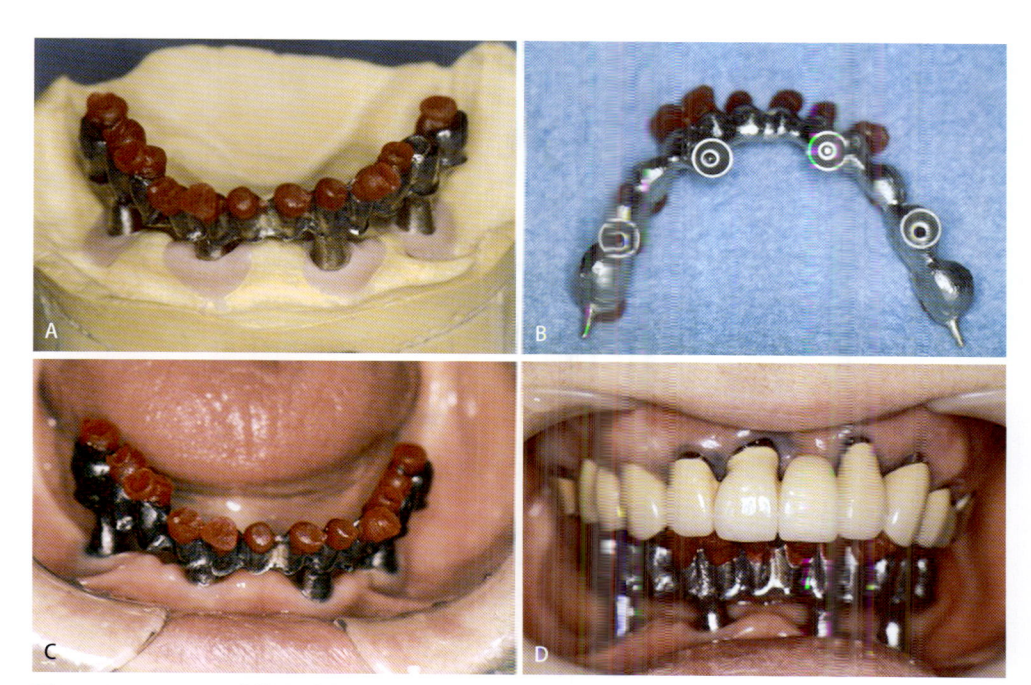

図 5-4-3 フレームの製作と試適
A：下顎無歯顎で4本インプラントが埋入されている場合の作業用模型とフレーム
B：フレームの粘膜面．ゴールドシリンダーにフレーム金属が鋳接されている．
C：フレームの口腔内試適
D：フレームを用いて再度，咬合採得（顎間記録）を行うこともある．

　終上部構造をスクリュー固定式の全部金属冠にする場合は，ワックスアップをフレームワークではなくクラウンの形態にする．セメント固定式のクラウン（ブリッジ）にする場合は，フレームのワックスアップを支台形態（内冠形態）にする．オーバーデンチャーの場合には，ワックスアップを維持装置（バーアタッチメントなど）の形態にする．

（2）CAD/CAM法
　作業用模型に連結したゴールドシリンダーやテンポラリーシリンダー上で，ワックスアップしたフレーム形態のワックスパターンを，三次元的計測器を用いてデジタルデータとして読み取る．このデジタルデータに従って，チタンやジルコニアなどのインゴッドをCAD/CAMで削り出し，クラウン（ブリッジ）のフレームやバーアタッチメントなどの支台装置を製作する．ワックスパターンを作る技工操作を省略して，パソコン上で任意に設計したフレーム形態のデジタルデータに従って，CAD/CAMで製作することもある．

2）フレームワークの試適
　フレームワークをインプラント体やアバットメントにスクリューで固定した後に，適合性，頰舌的位置の適切さ，前装を行うための対合歯とのクリアランス量を口腔内で診察する．フレームワークをスクリューで固定する際に，スクリューを専用ドライバーの手廻しで締め付ける抵抗感が，最後の瞬間にだけ触知されるパッシブフィット（passive fit）の適合性が得られていることが重要である．オーバーデンチャーの場合には，支持装置（バー

91

アタッチメントなど）とろう義歯の試適を行う．

5. 最終上部構造の完成と装着
1）最終上部構造の完成
　クラウン（ブリッジ）の場合は，フレームに歯冠色の陶材や硬質レジンを盛って歯冠形態に形成する．歯肉退縮のある症例では，歯肉色の陶材や硬質レジンをフレームに前装して最終上部構造を完成させる．オーバーデンチャーの場合には，義歯床部を床用レジンに置換して最終義歯を完成させる．

2）最終上部構造の装着（図 5-4-4, 5）
（1）適合性の確認
　クラウン（ブリッジ）あるいは支持装置（内冠，バーアタッチメントなど）をインプラント体やアバットメントにスクリューで固定する際に，手指感覚でパッシブフィットの適合性が得られていることを確認する．最終上部構造を装着した後に，口内法エックス線写真やパノラマエックス線写真を撮影して，上部構造とアバットメントとの適合性を確認する．

　オーバーデンチャーの場合には，義歯床と顎堤粘膜との適合性を検査するとともに，義歯離脱に抵抗する支台装置の維持力を確認し，最終義歯が容易に着脱できるように調整する．

（2）咬合調整
　口腔内に装着した最終上部構造の審美性，発音機能および装着感（義歯異物感）に問題がないことを患者が確認した後に，咬合調整を行う．

① 中心咬合位

　有歯顎者では習慣性閉口位において残存歯と調和のとれた咬合位にする．少数歯欠損症例では，インプラントクラウン（ブリッジ）と対合歯との咬合接触を隣接残存歯よりも軽めにしたライトオクルージョン（light occlusion）にすることもある．多数歯欠損症例や

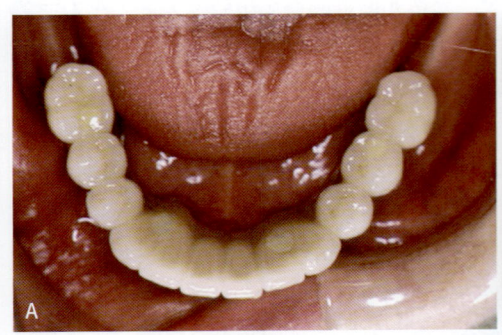

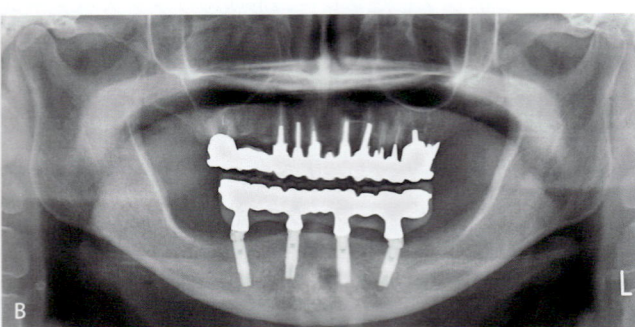

図 5-4-4　スクリュー固定式の場合の最終上部構造の装着（ブリッジ症例）
A：支台インプラントが 4 本のインプラントブリッジ．スクリューを挿入する穴（アクセスホール）は軟性レジンまたは光重合レジンでふさぐ．
B：装着後にエックス線写真を撮影して，最終補綴装置とアバットメントとの適合性を確認する．

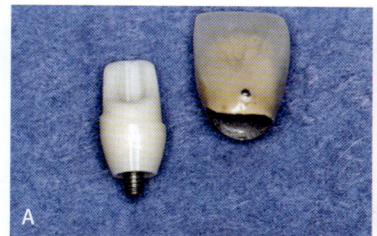

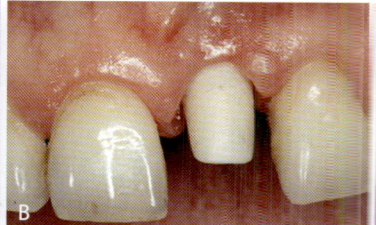

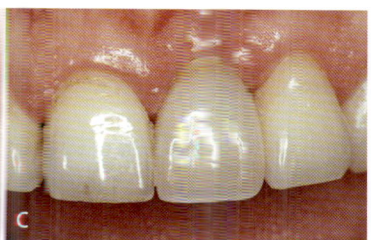

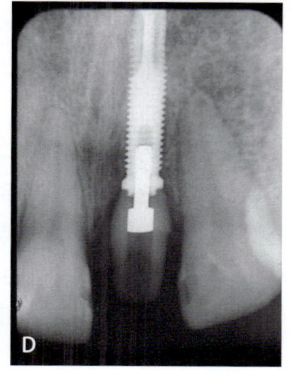

図 5-4-5　セメント固定式の場合の最終上部構造の装着（クラウン症例）
A：スクリュー固定性のアバットメントとセメント固定性のクラウン
B：アバットメントをインプラント体にスクリューで固定する．
C：最終上部構造（クラウン）をアバットメントにセメントで固定する．
D：装着後にエックス線写真を撮影して，最終補綴装置とインプラント（アバットメント）との適合性を確認する．

無歯顎者では習慣性閉口位において均等な咬合接触を与え，特定のインプラント体に咬合力が集中しないようにする．

②　下顎偏心位

有歯顎者では下顎側方滑走運動などの偏心運動において，残存歯のガイダンスを干渉しない咬合誘動にする．少数歯欠損症例で残存歯によるガイダンスが保たれている場合には，上部構造にガイダンスを与えない．多数歯欠損症例や無歯顎者で上部構造にガイダンスを与える場合には，咬頭干渉を避けて，特定のインプラント体に咬合力が集中しないようにする．

（3）アクセスホールの封鎖

スクリューや専用ドライバーを挿入するためのクラウン（ブリッジ）や支持装置（内冠，バーアタッチメントなど）の内孔（アクセスホール）は，スクリューヘッドを微小の綿栓で保護してから，軟性レジンや光重合レジンで封鎖する．セメント固定式のクラウン（ブリッジ）の場合は，仮着セメントあるいは合着用セメントを用いて支台装置（内冠）に装着する．

（尾関雅彦）

V 顎顔面補綴および矯正治療へのインプラント応用

1. 顎補綴へのインプラント応用

　　上顎の顎補綴へのインプラント応用は，上顎骨欠損の骨再建が困難であるため，残存上顎骨にインプラント埋入を行い，上顎の顎補綴装置（エピテーゼ）の維持源として使用することが多い．しかし十分な本数が埋入できない，骨量不足，骨質不良，上顎欠損部位へ咬合力の偏位，清掃困難などの理由から，インプラントを維持源とした上顎のエピテーゼは長期に機能しないことが多く，応用は非常に困難である．

　　下顎の顎補綴では下顎骨の欠損部に骨移植を行いインプラント埋入し，維持源とすることが多い（図 5-5-1）．欠損が下顎骨のみに限局している場合には咀嚼機能の回復に非常に有効である．一方，下顎骨とともに舌，頬粘膜，口唇など周囲軟組織が欠損している場合には，舌の食物の送り機能（舌で食塊を歯列にのせたり，咽喉側へ送る運動）が障害され，下顎の顎補綴を装用した場合と咀嚼能率の回復に差が認められず，インプラント応用の効果は少ない．

　　骨移植は遊離骨移植と血管柄付き骨移植に大別される．腫瘍切除と同時に再建を行う一次再建の場合には，感染のリスクが少ない血管柄付き骨移植が有用であるが，二次再建の場合には移植骨の感染のリスクが少なくなるため，術式の簡単な遊離骨移植が行われることが多い．顎骨欠損症例に対する骨移植後のインプラント治療は 2013 年 4 月より保険治療に導入された．

2. 顔面補綴へのインプラント応用

　　顔面補綴は眼窩部，鼻，耳などの欠損を人工材料を使用して補塡修復する方法であり，この補綴装置（エピテーゼ）を維持するために通常は，メガネ，両面テープ，接着剤などが使用されている．しかしこれらは十分にエピテーゼを維持することは困難で，脱落する可能性があるなど，機能的，審美的な問題がある．インプラントを維持源とすることで，エピテーゼを強固に固定し，脱落を防ぎ，辺縁封鎖性も向上し，審美的な改善も期待できる．

　　顔面補綴用のインプラント（顔面用インプラント）は，埋入可能な顔面骨や側頭骨の部位が限定されているため，3～6 mm と短い（表 5-5-1）．3D のシミュレーションが可能なものもある．アバットメントはバーやマグネットが使用されるが，インプラント体が短いため，これらのインプラントを連結して使用することが多い．インプラント体は，アバットメントがエピテーゼの形態を妨げないように考慮して埋入する．

　　眼窩部のインプラント埋入可能な部位は眼窩の外側壁で，2～3 本のインプラント体を

表 5-5-1　歯科用インプラントと顔面用インプラントの違い

	インプラント体の長さ	上部構造	埋入部位
歯科用インプラント	4 mm 以上	義歯，クラウン	歯槽部
顔面用インプラント	3～6 mm	顔面補綴	顔面骨，側頭骨

第5章 治療法（補綴）

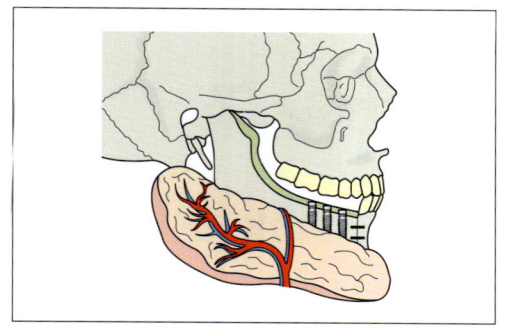

図 5-5-1 顎補綴へのインプラント応用（血管柄付き骨移植で再建）（Worthingon P：Advanced Osseointegration Surgery, 1992）

図 5-5-2 眼窩エピテーゼを維持する顔面用インプラント

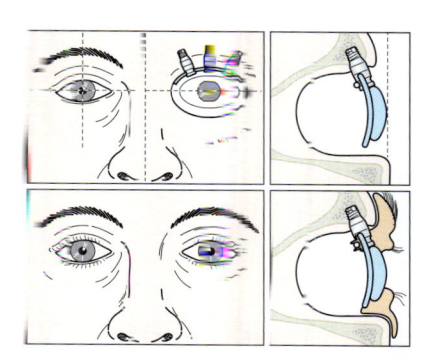

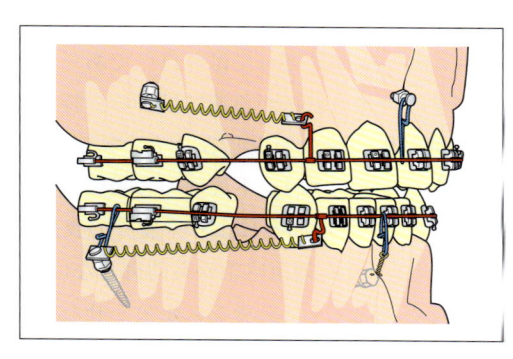

図 5-5-3 アンカーインプラント（Hee-Moon Kyung 著，山本照子・宮本一訳：実践インプラント固定による矯正歯科治療．松風）

埋入する．この部位の顔面補綴は眼窩内であり，インプラントの埋入方向が眼窩内に限定される．インプラント埋入後3～6カ月後に二次手術を行い，創の治癒後，印象用コーピングを使用して印象採得を行い，マグネットまたはバーを装着して，エピテーゼの維持装置とする（図5-5-2）．

耳介部のエピテーゼの維持装置としてのインプラント埋入は，外耳孔を中心にして乳様突起部側頭骨に限定されている．この部位は頭蓋底に近くインプラント埋入時や術後の感染に対して十分な注意が必要である．エピテーゼのみならず補聴器の維持装置としてインプラントを埋入する場合もある．

鼻部欠損部のエピテーゼの維持装置としては，鼻腔底に骨が温存されている場合であれば，6mm以上の歯科用インプラントを応用することが可能である．

3．矯正治療へのインプラント応用

歯槽骨や顎骨に植立したインプラント，ミニプレート，ミニスクリューを固定源とし（アンカーインプラント），主に成人の矯正期間の短縮，歯の圧下，後方移動などを行う矯正治療をインプラント矯正とよぶ（図5-5-3）．アンカーインプラントは口蓋正中部や天然歯の欠損部に埋入し，矯正治療の固定源として使用する．埋入や除去が簡単であるため使用頻度が高いミニスクリューやミニプレートは，オッセオインテグレーションが起こらず機械的保持力のみで固定源とするため，脱落や破折が起こることがある．　　　（佐藤淳一）

第6章

メインテナンス

I メインテナンスの方法

1. 患者教育
1) メインテナンスの必要性
　インプラントは生体親和性があるものの，生体にとっては非自己であり，ひとたび感染などを受ければ異物除去反応（非免疫学的排除機転）が急速に早まる．特に体内と外部環境との境界域であるアバットメント周囲粘膜に感染が生じる（インプラント周囲粘膜炎）と，インプラント体に沿って炎症が進行し，インプラント周囲の骨吸収をきたすことがある（インプラント周囲炎）．さらにインプラント周囲炎により一度骨の喪失を生じると再生が困難であることから，インプラント周囲組織を細菌感染から防御しなければならない．患者にはインプラントの長期安定性のためにはメインテナンスが欠かせないことを十分に説明する（表6-1-1）．

2) 種類
（1）ホームケア
　患者自身が日常行うメインテナンスのことである．ホームケアは煩雑になると継続できないので，清掃器具は患者自身が使いやすいもの，入手が容易なものを選択し，患者に合わせた刷掃指導を行う．

（2）プロフェッショナルケア
　歯科医師や歯科衛生士が実施するメインテナンスのことである．ホームケアでは不十分な部位あるいはホームケアでは改善できないことを行う．

2. ブラッシング
1) 使用器具
（1）歯ブラシ（図6-1-1）
　チタン表面は傷つきやすいため，軟らかめの歯ブラシを選択する．上部構造と軟組織の

表6-1-1　天然歯に比べ，インプラントがメインテナンスが必要な理由

・非自己である
・歯根膜の欠如
・インプラント周囲軟組織が疎である
・インプラント周囲軟組織は脈管系に乏しい
・上部構造の形体によっては食渣やプラークが付着しやすい

第 6 章 メインテナンス

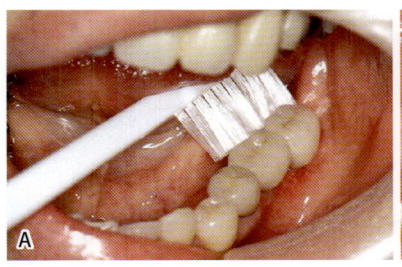

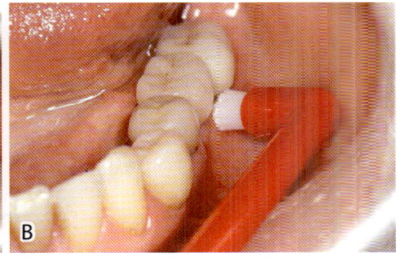

図 6-1-1 歯ブラシ（A）とタフトブラシ（B）
A：天然歯と同様に上部構造と軟組織のバイオフィルムを除去する．
B：上部構造の歯頸部のくびれ部分や最後臼歯の遠心部はタフトブラシによる刷掃が適している．

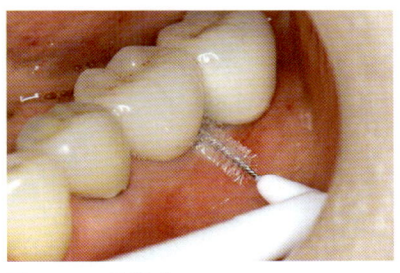

図 6-1-2 歯間ブラシ
鼓形空隙に合わせてサイズを選択する必要がある．

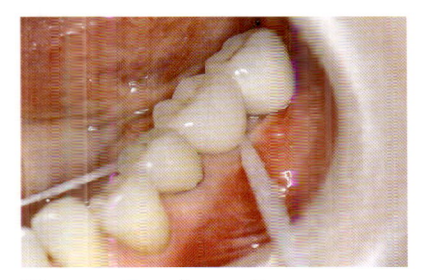

図 6-1-3 スーパーフロス
上部構造の下面はデンタルフロスにスポンジがついているスーパーフロスでの清掃が適している．

境界面や最後臼歯の遠心部などには毛束量の少ないタフトブラシ（図6-1-1B）が有効である．

(2) 歯間ブラシ（図 6-1-2）
　天然歯の場合と同様に歯間部の大きさに合わせてサイズを選択する．中心の芯棒はプラスチック製のものを選択するか，ワイヤーがプラスチックコーティングされたものを選択し，アバットメント表面に傷をつけないようにする．

(3) デンタルフロス，スーパーフロス（図 6-1-3）
　天然歯同様，隣接面部に有効な清掃器具である．

2）歯磨剤，含嗽剤

(1) 歯磨剤
　研磨剤を多く含むものは避ける．

(2) 含嗽剤
　界面活性剤を含む含嗽剤はインプラント表面に付着したプラークの除去およびプラークの再付着防止に有効である．

3．スケーリング

　天然歯のみならずインプラント表面や上部構造にも歯石が付着する．
　チタンの表面を傷つけないために，通常の金属製の手用スケーラーや超音波スケーラーを避け，インプラント専用のプラスチックスケーラーを用いる．超音波スケーラーを使用するときは金属チップの先端に専用のプラスチックチップを取りつけて使用する．

（加藤仁夫）

Ⅱ インプラント周囲組織の管理

1. リコール時の検査と評価
1) リコールの必要性
　天然歯においてもリコールによる口腔内管理は必要であるが，インプラントは歯根膜が欠如しているなどのために自覚症状に乏しく，異変があっても気づかないことがある．特にインプラント周囲組織（骨組織，軟組織）の変化，上部構造の破損，アバットメントスクリューの緩みなど，リコール時に発見することが少なくない．インプラント治療にとってリコールは欠くことのできない治療の一環である．

2. リコール時の検査項目と対応
1) プラークコントロールレコード（PCR）
　アバットメントの周囲，上部構造の基底部，ポンティック部はバイオフィルム（プラーク）や歯石が付着しやすい．付着した沈着物を除去するだけではなく，磨き残し部位については刷掃指導を行う．

2) 歯周精密検査
　残存している天然歯の歯周組織の状態はインプラント周囲組織にも影響を及ぼすため，必ず実施する必要がある．検査項目としてポケット測定（プロービングデプス），プロービング時の出血（BOP），動揺度などがあり，過去のリコール時のデータと比較して，悪化しているようなら処置を行う．

3) インプラント周囲組織の観察
　インプラント周囲炎を疑ってインプラント周囲軟組織を観察する．粘膜の発赤，腫脹，滲出液，排膿，出血，角化粘膜の有無を肉眼で観察する．アバットメント周囲軟組織を圧迫し，滲出液や排膿の有無を観察する（図6-2-1）．
　周囲軟組織の閉鎖状態の確認，排膿，出血の有無ならびにプロービングデプスはインプ

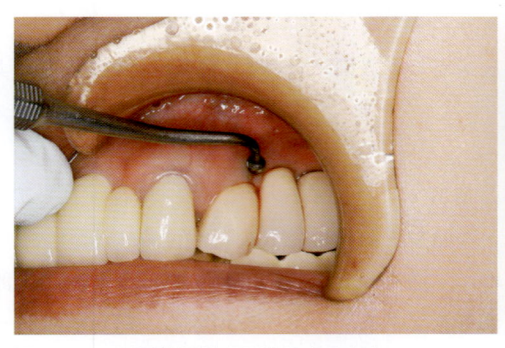

図6-2-1　周囲軟組織の圧迫による出血
アバットメント周囲軟組織を圧迫すると，炎症がある場合は滲出液や膿汁を認める．

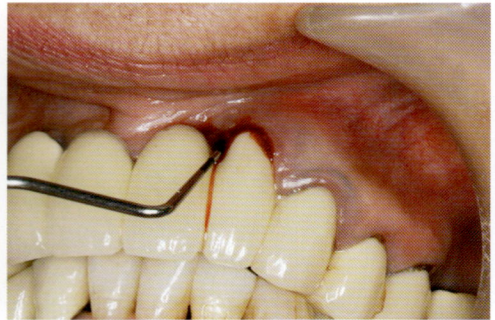

図6-2-2　プロービング時の出血
プロービングにより易出血性の場合はインプラント周囲炎を疑う．

表 6-2-1　インプラント周囲粘膜炎とインプラント周囲炎の臨床所見の比較

臨床パラメータ	インプラント周囲粘膜炎	インプラント周囲炎
プロービングデプス	ベースライン時と比較して変化が少ない（4〜5 mm 以内）	ベースライン時と比較して著しく深くなっている（6 mm 以上）
BOP	＋	－
排膿	±	－－
動揺	－	歯槽骨の破壊が進行したものでは（＋）
エックス線所見	インプラント周囲の歯槽骨の吸収や変化はほとんど観察されない	インプラント周囲の歯槽骨に明らかな吸収や変化があり、進行程度によりさまざまな破壊程度である（2〜3 mm 以上）

（歯周病患者におけるインプラント治療の指針より）

ラント周囲炎の診断には有効な手段である（図6-2-1）。なおプロービングデプスはその絶対値より経時的な変化の観察が大切である（表6-2-1）。

4）エックス線検査

平行法撮影により辺縁周囲骨の吸収の有無と程度ならびにインプラント周囲の透過像の有無を確認する．

5）インプラントの動揺

インプラントの動揺はオッセオインテグレーションの喪失，上部構造やアバットメントスクリューの緩みや破折を疑う．

6）咬合関係

ブラキシズムや咬合性外傷により，インプラント周囲骨の喪失，上部構造の破損，上部構造およびアバットメント固定スクリューの破折，対合歯の損傷などの問題を生じる．インプラントに過重負担が認められる場合は咬合調整などで対応する．

7）細菌検査

歯周病ハイリスク患者には歯周病原細菌検査を実施する．PCR法と血清抗体価 ELISA 法がある．

3. リコールの時期と間隔

インプラント周囲組織は天然歯と異なる歯肉形態を示すことが多い．特にアバットメントの隅角部や上部構造の基底部は独特な形態のために患者自身のプラークコントロールでは不十分なことが多い．したがって，術者によるプラークコントロールが重要である．上部構造装着直後に刷掃指導を行い，患者自身でプラークコントロールができるようになったら，最初の1年間は3〜4カ月ごとに，その後は5〜6カ月ごとに行う．

インプラントは不具合（インプラント周囲炎，スクリューの緩み，咬合性外傷，上部構造の破損など）が生じても自覚症状に乏しく，不可逆的な問題を生じることが多いため，予防の観点から個々の患者により，適切なリコール間隔を設定する必要がある．

（加藤仁夫）

Ⅲ 維持管理，咬合評価，悪習癖の検査

1. 上部構造の維持管理
　最終上部構造の装着から1～2週間後，1～2カ月後，3～4カ月後に，咬合状態，インプラント周囲組織の健康状態，および固定スクリューの緩みの有無を検査する．

　すべての検査項目で問題がなければ，最初の1年間は3～4カ月ごとに，その後は6～12カ月ごとにリコールして検査する．

　いずれかの検査項目で問題があれば，その原因に応じて対応する．

2. 咬合評価
1）主観的評価
　患者本人が咬合咀嚼機能に支障のないことを確認する．
2）客観的評価
（1）咬合関係
　中心咬合位（習慣性閉口位）が安定していること，下顎偏心運動時に咬頭干渉がないことを確認する．

　咬合紙の引き抜き試験やデンタルプレスケールなどを用いて，上部構造に早期接触がないことを検査する．早期接触があれば咬合調整をする．

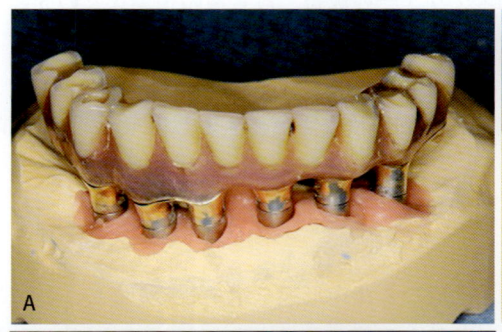

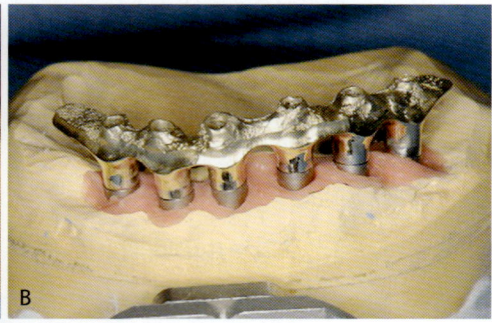

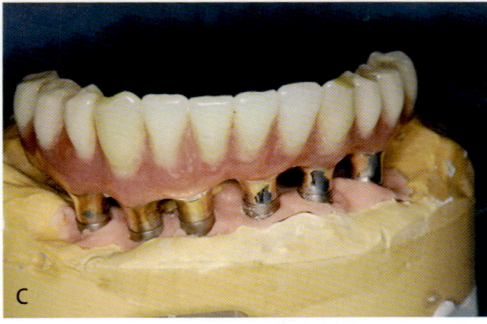

図6-3-1　咬耗したインプラントブリッジの修理
A：長年の装着により咬合面が著しく咬耗した，6本支台のインプラントブリッジ
B：人工歯部（前装材）や床部を剝がしたフレームワークを再利用する．
C：フレームワークに人工歯部（前装材）や床部を接合して，形態が回復したインプラントブリッジ

第6章 メインテナンス

(2) 咬耗の検査（図6-3-1）
　上部構造の咬合面の咬耗の有無を検査する．
　光沢のある新鮮な咬耗が認められる場合には，早期接触やブラキシズムなどの悪習癖に対する処置を行う．
　長年装着している上部構造の咬合面が著しく咬耗して，咬合高径の減少や咀嚼効率の低下，あるいは審美性不良を生じた場合には，暫間補綴装置への置換と咬耗部位の修理を計画する．

(3) 前装材破損の検査（図6-3-2）
　前装材（陶材，硬質レジン）の破損が認められた場合は，過度の咬合力を原因として早期接触やブラキシズムの有無を検査する．
　咬合調整やスプリント装着などを行うとともに，暫間補綴装置への置換と破損部分の修理を計画する．

(4) 連結スクリューの検査
　上部構造をインプラント体やアバットメントに固定するスクリューの緩みの有無を専用ドライバーで検査する．
　スクリューに緩みがある場合は，フレームとインプラント体やアバットメントとの不適合，あるいは上部構造に側方力が生じるような早期接触やブラキシズムなどが原因として考えられる．
　原因に応じて，上部構造の再製作，咬合調整あるいはスプリント装着などを行う．

(5) エックス線写真による検査（図6-3-3）
　最終上部構造の装着から1年後，ならびにその後は定期的にエックス線写真を撮影して，インプラント体と周囲骨組織との状態を経過観察する．
　特に，インプラント体周囲に漏斗状の骨吸収がみられる場合には，そのまま放置するとインプラント体の破折を生じることがあるので，原因を取り除く必要がある．

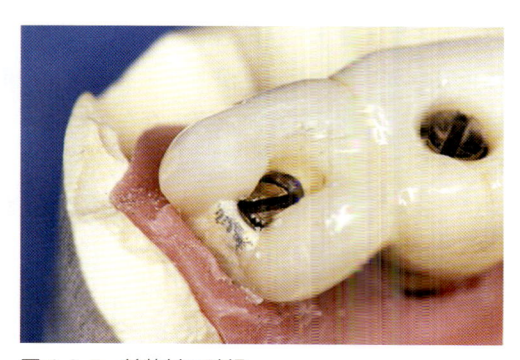

図6-3-2　前装材の破損
過度の咬合力の原因として，早期接触やブラキシズムを疑う．

101

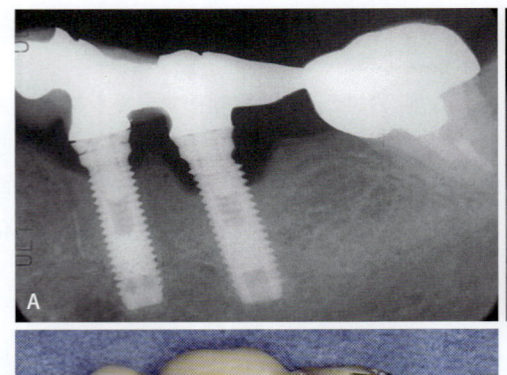

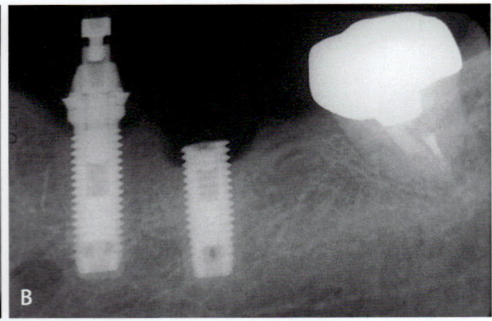

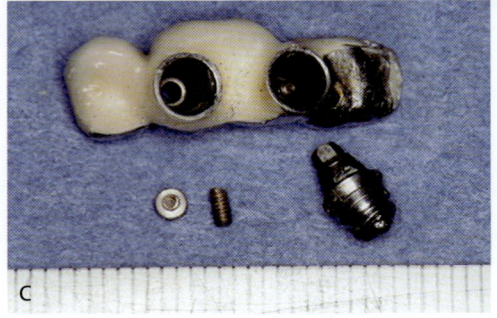

図 6-3-3　エックス線写真による検査
A：遠心側のインプラント周囲に漏斗状の骨吸収がある．
B：漏斗状の骨吸収を放置すると，支台インプラントが破折することがある．
C：支台インプラントが破折して脱離した上部構造

3．悪習癖の検査
1）咬合悪習癖の臨床的診断
（1）診断法
　①　睡眠同伴者による"歯ぎしり"の指摘
　グラインディング（grinding）の存在がわかる．
　②　起床時の顎関節や口腔周囲筋の違和感
　グラインディングあるいはクレンチング（clenching）を含むブラキシズムの存在がわかる．顎関節症状としては開口障害や顎関節痛などが多く，筋症状としては咬筋や側頭筋の違和感，疲労感，鈍痛，圧痛が多い．
　③　光沢のあるファセット（fascet）での咬合誘導
　咬合面に光沢のあるファセットがあり，下顎側方滑走時にこのファセットで咬合誘導されている場合には，グラインディングの存在がわかる．
　④　頬粘膜圧痕，舌圧痕
　咬合平面に一致して頬粘膜や舌側縁に圧痕が認められる場合は，クレンチングの存在が疑われる．
2）咬合悪習癖の確定診断（図6-3-4）
　睡眠時無呼吸症候群の診断に使用するPSG（polysomnography）を睡眠時と日中に装着して，①ビデオ撮影，②脳波，③閉口筋（咬筋または側頭筋）の筋電図測定を行う．
　睡眠時（無意識下）と覚醒時のブラキシズムの存在が確定される．

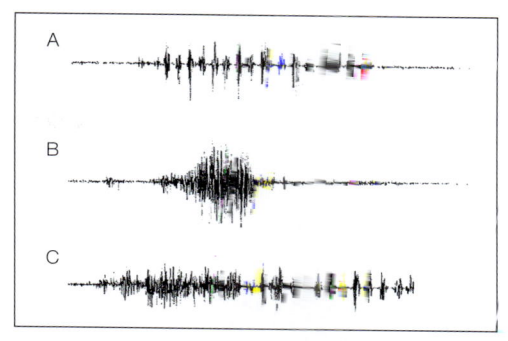

図6-3-4 ブラキシズム患者の右側咬筋の活動筋電図の1例
筋電波形がA（Phasic型）の場合はグラインディング，B（Tonic型）の場合はクレンチングの存在が考えられる．C（Mixed型）の場合は複合型ブラキシズムが疑われる．
（G. J. Lavigne, 1996より）

　閉口筋の活動波形の発現パターンによって，患者の有する咬合異常をクレンチングかグラインディングかに区別できる．

（尾関雅彦）

第7章

合併症

I 手術に関連する合併症

　手術に関連する合併症は全身状態または局所状態，あるいはその両方に関連するものに分類できる（表7-1-1）．

1. 全身疾患に関連するもの

　インプラント手術は待機手術なので，心疾患，動脈硬化など循環器系に疾患をもつ患者については原疾患の治療をインプラント手術よりも優先させる．合併症の回避には全身疾患治療の主治医との対診，情報交換が重要である．

1）高血圧症

　多くの場合，インプラント外科手術は局所麻酔による手術であり，複数のインプラント体埋入時では手術中の精神的ストレスも高く，アドレナリン添加局所麻酔薬を抜歯などに比べ比較的大量に使用するので，術中に血圧上昇をきたすことが多い（第4章Ⅱ参照）．血圧がコントロールされていない患者が術中の高血圧を起こし，高血圧脳症となった場合，悪心・嘔吐・痙攣などの症状がみられる．

2）心筋梗塞

　術中・術後の再発は直近の心筋梗塞発症からの期間に依存する．6カ月以上経過している場合は5％の再発とされる．

表7-1-1　インプラント治療における合併症

	術中合併症	術後合併症
全身的合併症	血圧上昇，低下 心筋梗塞 脳血管障害 重症不整脈	
局所的合併症	異常出血 下顎管損傷 オトガイ神経損傷 インプラント体上顎洞内迷入 誤飲・誤嚥 骨折 隣接歯損傷 骨の熱傷 インプラント体の骨外逸脱	感染 腫脹 血腫 出血斑 術後出血 創哆開 インプラント体脱落

3）脳血管障害

脳梗塞，脳出血およびくも膜下出血に代表される3群に分類される．直近の脳血管障害発症後6カ月以内のインプラント埋入を含む歯科治療はリスクが高い．

4）重症不整脈

心臓の器質的な原因で起こる不整脈はその病状の把握が重要であり，心機能の評価が必要である．

2．局所に関連するもの

1）手術中の合併症

（1）口底出血

インプラント埋入手術において最も重大な出血は舌下動脈，あるいはオトガイ下動脈の損傷である．下顎前歯部から小臼歯部にかけて舌側皮質骨を穿孔し，舌下動脈やその舌側オトガイ部への穿通枝，あるいはオトガイ下動脈を損傷した場合，インプラント体埋入窩の圧迫止血は難しい．これらは細動脈であり，その直径は平均1.5mmとされることから，口底部を開き，出血点を探索，結紮するのが最も有効な止血手段である．しかし，一般的にドリルによる巻き込みによって破綻性出血を起こした場合は，その部位で特定しにくく止血は困難である．口底部に形成された大量の血腫は舌を挙上させ，舌根部による下咽頭閉塞や浮腫を招き，呼吸困難を引き起こす（図7-1-1A）．特に下顎無歯顎では埋入方向の参照となるものが少なく，術前の画像診断，術中の顎骨形態の観察がドリルによる穿孔防止の予防となる（図7-1-1B）．外科用ガイドプレートのみに頼るフラップレス埋入手術はきわめて危険である．

（2）下顎管の損傷

小臼歯より遠心の下顎骨へのインプラント体の埋入手術では，下顎管損傷を起こした場合には神経の支配領域の知覚障害を起こす（図7-1-2）．必ずしもエックス線写真上で下顎管の破壊がみられなくても，知覚障害は起こりうる．すなわち下顎管に圧接してインプ

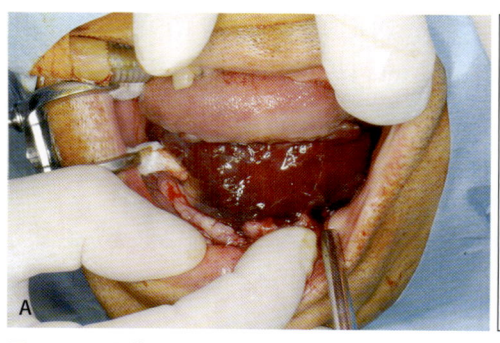

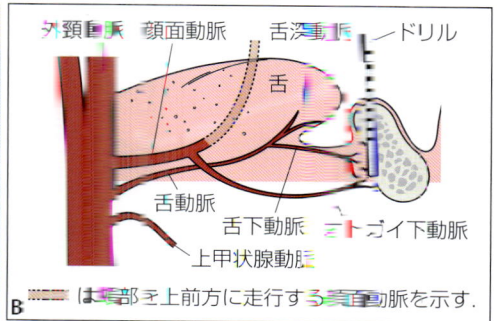

図7-1-1　異常出血
A：下顎前歯部歯槽骨にインプラント体埋入窩を形成時，舌側皮質骨を穿孔しオトガイ下動脈を巻き込んで破綻性出血を起こし，口底部に血腫を形成した．放置すると下咽頭浮腫を生じ呼吸困難を招来する．
B：ドリルの方向性を誤り舌側皮質骨を穿孔すると，ドリルは軟組織を巻き込みながら下方に走行し動脈を損傷し，破綻性出血を起こす．適切な処置を行わないと致命的である．

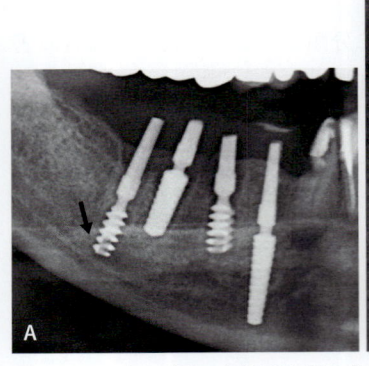

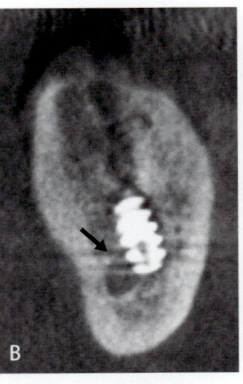

図 7-1-2　インプラント体埋入窩形成ドリルによる下顎管損傷
術前のCT診断は必須である．
A：インプラント体埋入後のパノラマエックス線写真の拡大像．矢印はインプラント体と下顎管の接触部分を示す．
B：Aの矢印部分のCTクロスセクション像を示す．インプラント体先端部が一部下顎管を破壊している．ドリルの先端が下歯槽神経に接触しなくても神経麻痺は起こりうる．下顎管の上縁とインプラント体先端との距離は最低2mm必要とされる．

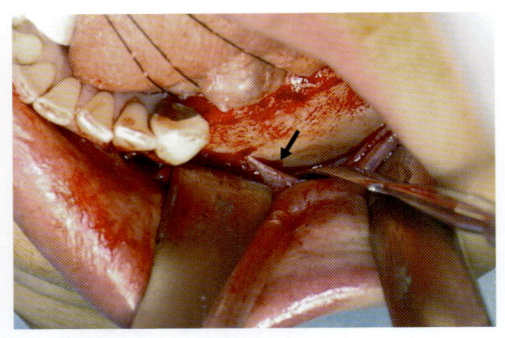

図 7-1-3　オトガイ神経の損傷
粘膜骨膜弁を大きく形成したような場合，オトガイ神経が観察できる．オトガイ孔の位置とオトガイ神経の走行には細心の注意を払い，無理な伸展や不用意な器具操作は禁物である．矢印はオトガイ神経がオトガイ孔より出ているところを示す．

ラント体埋入窩底部が形成された場合，炎症や血腫の形成による知覚麻痺を生じることがある．また，下顎管の副管を損傷することによる知覚麻痺も指摘されている．

(3) オトガイ神経損傷

不適切な頰側歯肉切開，無理な剝離や神経の過度の伸展で起こる．また，下顎小臼歯部の深い位置での粘膜骨膜弁減張切開もオトガイ神経を損傷しやすい（図7-1-3）．また，下歯槽神経はオトガイ孔より近心に下顎管前方ループ（アンテリアループ anterior loop）を形成しており，オトガイ孔より前方に5mm程度のループの長さがある．オトガイ孔間へのインプラント体の埋入の際，オトガイ神経を直接傷害しなくてもアンテリアループを損傷することで，オトガイ神経麻痺が生じることがある．

(4) 上顎洞内迷入

上顎洞底－歯槽頂径が低く，脆弱な骨質の場合に起こりやすい．埋入時にも，埋入後にも起こりうる（図7-1-4）．CTによる三次元的な骨量と骨質の術前の把握が必要である．骨質にもよるが上顎洞底－歯槽頂径が5mm以下の場合，上顎洞底挙上術を含む骨造成を行っていても同時埋入は避けるべきである．

(5) 隣接歯歯根の損傷

隣接する天然歯根が遠心に傾斜あるいは彎曲しているような場合，インプラント体埋入窩の形成は通常より天然歯から距離をおくか，斜めに形成する必要がある．根尖を傷害した場合，歯髄壊死を起こし，その影響でオッセオインテグレーションが得られなくなる（図7-1-5）．

(6) インプラント体埋入窩の熱損傷

冷却のための注水不足や刃が鈍麻したドリルでインプラント体埋入窩を形成すると切削骨面の温度が上昇する．冷却水は最低50 mL/分を必要とし，骨細胞保護のため生理的食

第7章　合併症

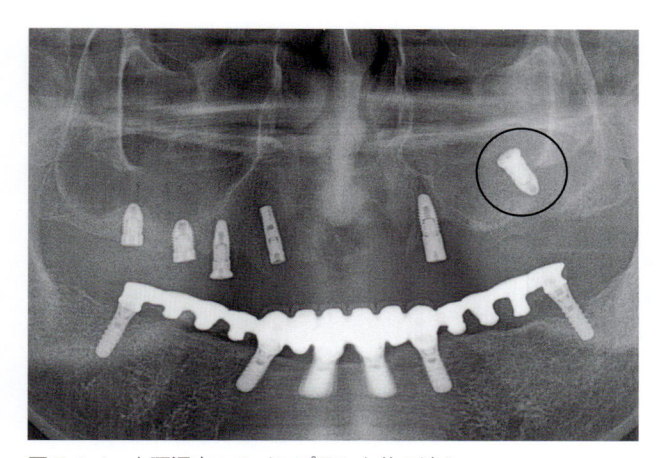

図7-1-4　上顎洞内へのインプラント体の迷入
上顎洞底-歯槽頂径が不足しているところに埋入した症例．すでに上顎洞炎を発症している．

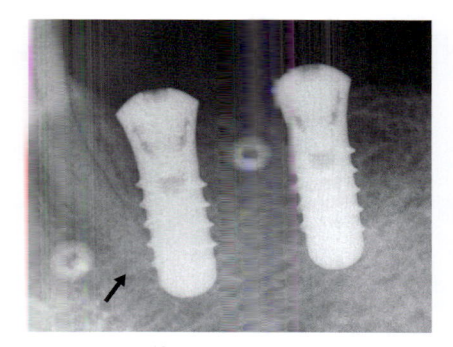

図7-1-5　隣接歯の損傷
根が彎曲していたり，また強く傾斜している場合，インプラント体との距離を目測がつけにくい．矢印は根尖の損傷部位を示す．

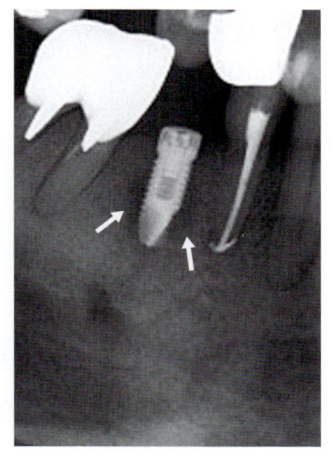

図7-1-6　硬い骨質に埋入されたインプラント体
インプラント体周囲にエックス線透過像（矢印）がみられる．術後疼痛を認め，脱落することも多い．

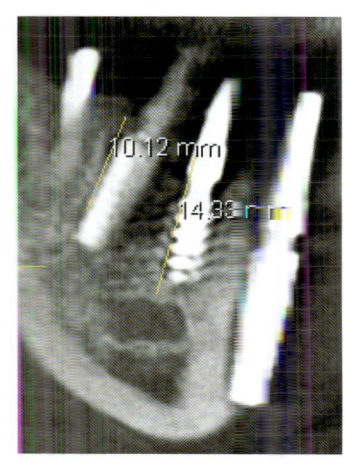

図7-1-7　インプラント体の骨外逸脱
欠損部へのインプラント埋入は適切に行われず，頬側皮質骨上の軟組織中にインプラント体が挿入されている．

塩水の使用が推奨される．骨質が硬い場合に起こりやすい（図7-1-6）．

(7) インプラント体の骨外逸脱

　フラップレス手術で外科用ガイドプレートを製作・装着せず行った場合に起こりやすいが，ときにCTデータを用いて製作した精密外科用ガイドプレートを使用しても起こることがある．顎骨の骨量，形態とも確認できないので，症例の選択に注意を要する（図7-1-7）．

2）手術後の合併症

(1) 感染

　無歯顎では術後感染は創哆開から起こるものが多い．また，骨造成など骨移植を行った場合には創哆開が生じやすくなる．一方，有歯顎では歯周病原菌の感染により起こりやすく，術前の歯周治療・管理が重要である．特に埋入インプラント体に隣接する歯周組織が

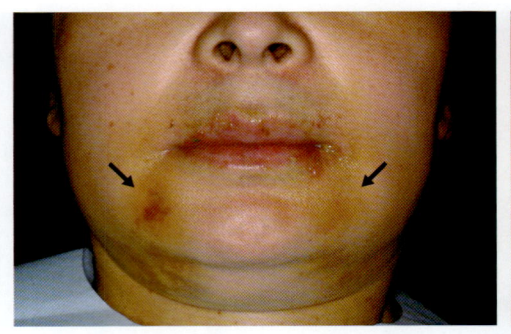

図7-1-8 術後皮下出血
下顎前歯部顎堤造成施行1週間後の顔面皮下出血．矢印は皮下出血斑部を示す．

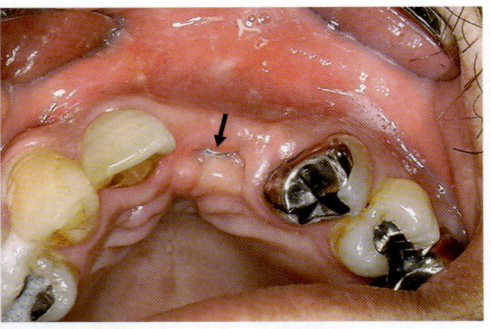

図7-1-9 創哆開
矢印は歯肉の哆開部分を示す．術後感染を起こしやすく，骨移植失敗の原因となる．

健全であることが重要で，歯肉炎の消退，完全な除石，ルートプレーニングをはかる．

(2) 腫脹

手術の大きさに応じ変化し，粘膜骨膜弁形成面積と骨膜減張切開の大きさに比例する．

(3) 疼痛

多くは非ステロイド性抗炎症薬（NSAIDs）でコントロール可能である．インプラント体の持続する打診痛の原因は熱損傷であり，予後の悪いサインでもある．

(4) 血腫

出血傾向のある患者や，ワルファリンや抗血小板薬を服用している患者は出血が遷延しやすく血腫を形成しやすい．

(5) 出血斑

特に高齢者は血管壁の脆弱化が進んでいるので，皮下出血を生じやすい．色調は赤紫→青→黄色と変化し，3週間程度で消退する（図7-1-8）．出現頻度・程度は粘膜骨膜弁形成面積と骨膜減張切開の大きさに比例する．

(6) 術後出血

術部からの出血では血液凝固異常（線維素溶解系の亢進），縫合不全，不完全な止血操作，術後感染などにより起こる．また，上顎洞穿孔の場合，術部からの出血ではなく鼻出血として認められるが，多くの場合一過性の出血で終わる．

心房細動，心臓弁膜症，脳梗塞発症患者などには抗凝固薬や抗血小板薬が投与されているので出血時間が遷延する．PT-INR（プロトロンビン時間の国際標準比）は3.0以上で出血の遷延がみられる．これら薬剤の服用を中止してインプラント手術を行うことは原疾患の再発，増悪を招くので，止血シーネなどを適用し局所的に対応すべきである．

(7) 創哆開

創部の血行不全により起こる．創の緊張や喫煙が原因となる（図7-1-9）．

(8) インプラント体の脱落

何らかの原因で，インプラント体と周囲骨とのオッセオインテグレーションが形成されず，インプラント体が動揺し脱落する．

（笹倉裕一）

II 補綴に関する合併症

インプラント治療に関連する合併症のうち，主に二部構造（補綴装置）に関連する合併症は，①材料・補綴学的要因，②咬合および生体力学的要因，③審美的要因に区分できる．インプラント治療の成功評価が補綴学的要素を重要視する傾向にあることからも，この種の合併症の予防と対応はインプラント治療において重要な事項である．

1．材料・補綴学的要因

アバットメントおよび上部構造に関する合併症を表7-2-1にまとめた．二部構造に関する補綴学的な合併症の大部分は，①各コンポーネントの適合精度と咬合因子（咬合接触，咬合力，負担過重など），②材料学的な問題，③補綴装置の設計，④インプラントの埋入部位や方向，本数，などに起因する．

1）上部構造固定用スクリューおよびアバットメントスクリューの緩みや破折（図7-2-1）

インプラントの上部構造は固定方式（スクリュー固定，セメント固定）にかかわらず，少なくとも内冠（アバットメント）はスクリューにより強固に固定される．各種スクリューの緩みを防止して上部構造の予知性を高めるためにも，インプラント体またはアバットメントと上部構造の適合性を向上させることが重要である．適合精度に影響を与える因子は，①印象操作，②作業用模型，③鋳造，④陶材焼成時の変形，⑤フレームワーク単体の精度と接合方法（ろう付け，レーザー溶接）などがある．しかも，それぞれが技工操作上不可欠かつ難易度が高く，それゆえにパッシブフィットの獲得が困難といわれるゆえんである（表7-2-2）．

2）上部構造（冠構造）に関する合併症（図7-2-2）

外冠に関する偶発症は，①セメント固定式による外冠脱離，②外装部の破折，破損，③フレームワーク連結部などの破折，破損などがある．外冠の脱離に対する影響因子としては，①セメントの種類，②上部構造の適合精度，③外冠の高さ，テーパー，表面粗さ，④咬合などがある．セメント固定式の適応症とアバットメント選択に注意が必要である．

陶材（前装部）の破折もよくみられる合併症である．また，外装材料にとどまらずフレームワーク自体の破折はさらに深刻な事態を引き起こす．インプラントは天然歯と比較して歯根膜による被圧縮性がないために，咬合材料にかかるストレスは大きい．特に大型のインプラント上部構造の装着時には十分な咬合調整を行うのみならず，経時的に咬合接触状態をチェックしておく必要がある．また，ナイトガードやバイトプレーンの夜間装着も有効である．

3）オーバーデンチャーに関する合併症（図7-2-3）

オーバーデンチャーは上部構造のなかで最も合併症が多く発生する．義歯床の破折のみならずアタッチメントの破折・破損，維持力低下などが多発しやすい．固定性上部構造にも増して，インプラント配置も含めた設計，注意深い咬合調整，リライニングなどが求め

109

表 7-2-1 補綴学的合併症

合併症の種類	状況・原因	対処法・予防法
インプラントの位置や角度不良による上部構造への影響	・埋入角度，位置，間隔の不良による印象障害 ・上部構造の機能・審美性への影響	・印象用コーピングの種類を変える ・スリーピングや補綴設計への妥協 ・外科用ガイドプレートを用いた適切な埋入部位・角度の遵守
上部構造固定用スクリュー・アバットメントスクリューの緩みと破折	・締め付け力の不足 ・適合性の低下 ・操作過程における接合面の損傷（傷や研磨など） ・鋳造による影響（変形，残渣，表面荒れ） ・機能圧に対するインプラント数の不足 ・不適切な咬合状態	・トルクレンチを使用 ・使用スクリューの種類にあったトルク力で締結 ・技工精度の向上（模型精度，鋳造精度） ・機械加工コンポーネントの使用（キャスタブルパーツは使用しない） ・適切な補綴設計の遵守 ・機能圧に対して十分数のインプラントを埋入 ・適切な咬合接触，咬頭傾斜角，咬合様式，咬合調整
セメント固定に起因する合併症（上部構造の脱離，セメント浮き上がり）	・セメントの溶解 ・仮着セメント vs 合着セメント ・内冠に対する適切なテーパー，軸面高さ ・内・外冠のフィット ・ルーズフィット vs フリクショナルフィット	・着脱の自由度を優先する場合には仮着を行う ・仮着をする場合にサイドスクリューを併用 ・軸面高さは可及的に高く，テーパーは10°以内 ・フリクショナルフィットが多い ・セメント流出孔による浮き上がり防止策
上部構造（フレーム）の破折・破損	・カンチレバー部，応力集中部，アバットメント鋳接部，メタルが薄い部分，鋳造欠陥部などに頻発する ・金銀パラジウム合金のように弾性の低い金属もリスクが高い	・フレームワークの設計 ・適切な咬合接触，咬頭傾斜角，咬合様式，咬合調整 ・適合精度の向上 ・上部構造の大きさ，装着部位による使用金属の選定 ・ナイトガードなどによるパラファンクションの予防
オーバーデンチャー関連	・アタッチメントの破折・破損，維持力低下 ・義歯床の破折・破損 ・人工歯の脱離	・咬合調整を確実に行い，力のコントロールを徹底させる ・正しい義歯の設計と生体力学的に容認されるインプラント埋入位置，本数 ・インプラントの平行性や配置 ・アタッチメント部分を金属床フレームなどでカバーする（メタルハウジング）
前装部の破折・破損（陶材・硬質レジン）咬合面（前装）材料の異常な摩耗・咬耗・劣化	・前装（咬合面）材料の種類 ・上部構造の設計 ・アクセスホールの有無 ・咬合様式と咬合力，咬合接触状態 ・悪習癖・パラファンクション	・対合歯，咬合関係を精査した上で，適切な材料の選択 ・メタルフレームワークの設計 ・咬合状態の精査 ・カンチレバーを避ける ・咬合接触部位（アクセスホールありの場合は特に注意） ・ナイトガードなどによるパラファンクションの予防
生体力学的要因による骨結合の破壊	・上部構造を支持するインプラント数 ・上部構造を支持するインプラントの配置 ・上部構造の設計 ・対合関係，咬合関係 ・対合歯の状態（天然歯列，義歯）	・対合歯の状態や咬合関係の精査 ・咬合様式と適切な負担過重のバランスを考慮したインプラント埋入 ・精度の高い補綴装置と適切な咬合関係の付与 ・適切なインプラント径と長さの選択（必要に応じて骨移植などにより母床の改善も） ・ナイトガードなどによるパラファンクションの予防

られる．上部構造に関する合併症の多くはスクリューの緩みの主原因と同様に，各コンポーネントの適合不良と咬合状態，荷重負担などの"力のコントロール"に起因する．

第7章　合併症

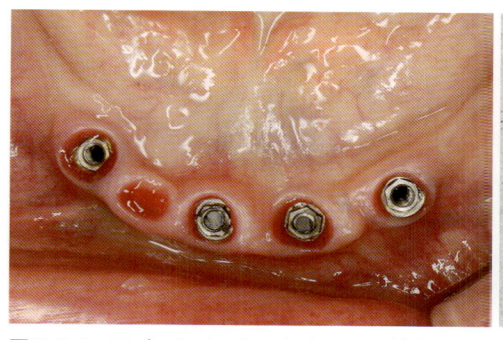

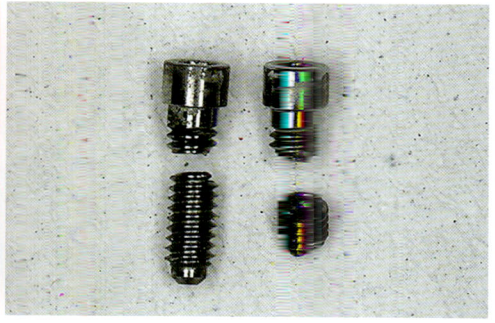

図 7-2-1　アバットメントスクリューの破折
上部構造の不適合により生じたアバットメントスクリューの破折．上部構造の大小に関わらず適合不良は固定するスクリューに不適切な応力が生じ，それがスクリューの緩みあるいは破折として出現する．

表 7-2-2　スクリューの緩む原因とその対応

緩みの原因		対　応
不十分な締め付け	1. 締結部に対する締め付け力の不足 2. 増し締め・締め直しの失敗 3. 不均等な締め付けトルク	1. トルクレンチを使用して、各スクリューの種類にあったトルク力で締結する
上部構造の適合精度	1. パッシブフィットが得られない ・機械加工でないコンポーネントの使用（キャスタブルパーツ） ・操作過程における接合面の損傷（傷や研磨など） ・鋳造による影響（変形，残渣，表面荒れ） 2. アバットメントやゴールドコーピングが正確に接合していない 3. 不適切なコンポーネントの使用	1. 技工精度の向上（模型精度，鋳造精度） 2. 機械加工コンポーネントの使用（キャスタブルパーツは使用しない） 3. 研磨用プロテクターの使用による損傷防止 4. 上部構造の厳密な適合検査 ・エックス線撮影，スクリューを締結しない状態でのがたつき 5. 適切なコンポーネントの使用（価格＜精度，材質）
負担荷重	1. 機能圧に対するインプラント数の不足 2. 不適切な咬合状態 ・咬合接触，咬頭傾斜角，咬合様式，咬合調整など 3. 非機能的な咬合接触（ブラキシズムなど）	1. 適切な補綴設計の遵守 2. 機能圧に対して十分数のインプラントを埋入（Restoration-driven implant placement） 3. オフセット埋入やワイド型インプラントの使用による応力集中の防止 4. 適切な咬合状態を回復させた上部構造の製作 5. 定期的な咬合のメインテナンス 6. 非機能圧の排除もしくは予防（バイトプレーンなどの装着）
スクリューのおさまり（Setting）	1. スクリュー嵌合部の形状 2. スクリュー表面の不適切な凹凸や傷	1. スクリューの反復使用に対する注意 2. 上部構造のスクリュー受け方への配慮
スクリューのデザイン	1. スクリュー締結部の引っ張りおよび降伏強度が小 2. スクリューの長さ，直径，頸部のデザインが不適切 3. スクリューの材質	1. 高強度の材質を使用 2. 純金コーティングによる締め付け力の向上 3. 有限要素・光弾性をもとにしたスクリューデザインの改良
骨の弾性	1. 機能時における顎骨の変形・ゆがみ ・海綿骨が機能時に下顎よりも大きな変形をするために，インプラント数の不足によりスクリュー部に応力が発生する ・下顎骨前歯部と臼歯部における咬合時の顎骨の変位	1. 適切な補綴設計の遵守（力学的バランスに配慮） 2. 機能圧に対して十分数のインプラントを埋入 3. オフセット埋入やワイド型インプラントの使用による応力集中の防止 4. インプラントの埋入部位への配慮（変位のない部位への埋入と上部構造の連結形態）

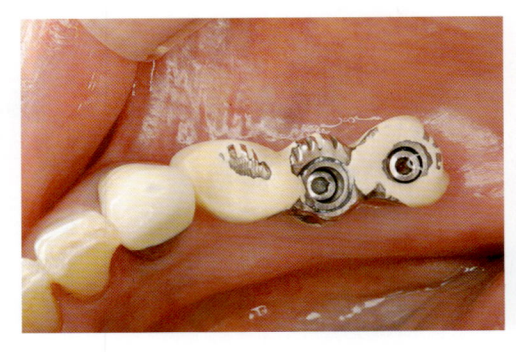

図7-2-2 前装材料の破折
補綴学的合併症で最も発生頻度が高いのは前装材料のチッピングや破折、破損である。これは陶材もしくは前装用コンポジットレジンでも同程度に発生する。本例は前装用コンポジットが広範囲にわたり破損し、メタルフレームが露出した例である。このような破損は主に前装用コンポジットレジンにみられる。

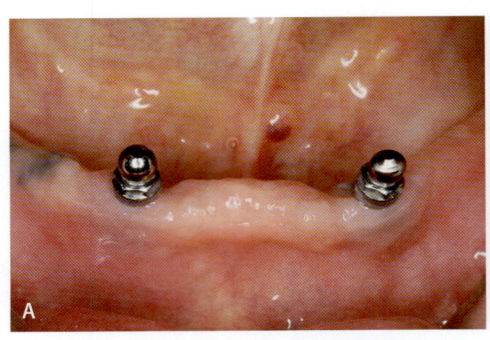

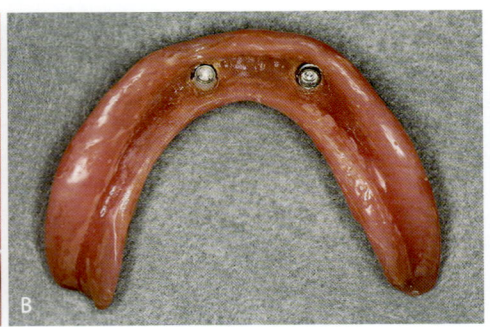

図7-2-3 オーバーデンチャーに関する合併症
A：オーバーデンチャーに用いるアタッチメントはある程度の平行性が求められる。
B：義歯内部に組み込むアタッチメントのフィメール部の脱落、破損なども発生頻度が高い。

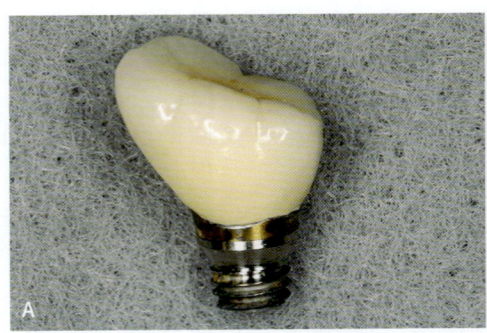

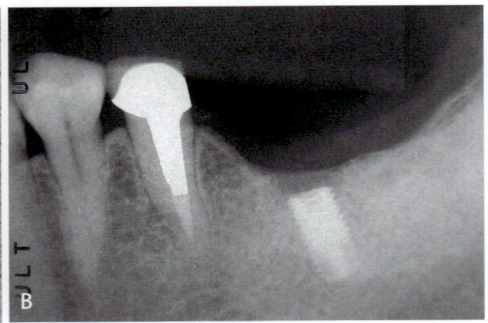

図7-2-4 インプラント体の破折
発生頻度は高くないが非常に重篤な合併症である。多くは不適切な力のコントロールにより、インプラント体に応力が集中して発生すると考えられる。
A：破折したインプラント体と強固に固定した上部構造、B：インプラント体破折のデンタルエックス線画像

2. 咬合および生体力学的要因（図7-2-4）

　インプラントの予知性において補綴学的に最も重要なことは、咬合に基づく荷重負担である（力のコントロール）。①インプラント周囲骨の吸収、②スクリューの緩みや破折、③アバットメントやインプラント体の破折、④骨結合の喪失などの多くの問題は"力のコントロール"に起因する。インプラントにおける生体力学的要因は天然歯列における補綴処置とは異なる点も多いが、咬合や力のコントロールに関する基本は同様である。補綴主

第 7 章　合併症

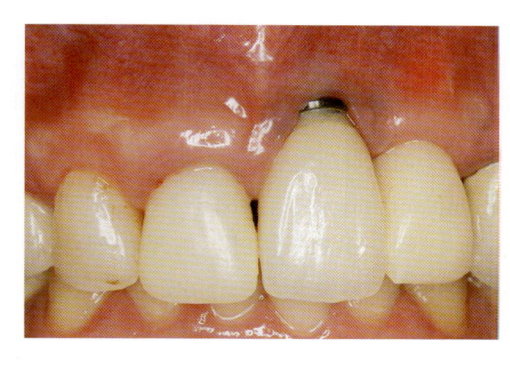

図 7-2-5　審美的合併症
唇側歯肉の退縮による審美的合併症．歯肉退縮のみならず唇側の支持骨が吸収しており，インプラント体の頸部が露出している

表 7-2-3　審美的合併症

審美的な問題・合併症	要因，考慮すべき事項	対処法・予防法
インプラント埋入位置・方向不良による審美障害	・治療計画の不備（診察・検査・診断の不足） ・妥協的なインプラント埋入（部位や方向） ・稚拙な外科手技	・精度の高い診断用ワックスアップによる術前の治療計画 ・エックス線撮影用・外科用ガイドプレートの使用 ・他の修復方法の検討（従来型や接着性ブリッジ）
上部構造デザイン・色調・形態不良	・治療計画の不備（診察・検査・診断の不足） ・妥協的なインプラント埋入（部位や方向） ・基本的補綴手技の欠如・技工担当者の技術不足 ・欠損間隙の不調和	・精度の高い診断用ワックスアップによる術前の治療計画 ・矯正治療による欠損間隙や歯列の調整 ・技工担当者の選択・前装材料の選択
歯肉退縮に伴うインプラント体・上部構造金属部分の露出	・治療計画の不備・予知性の欠落 ・インプラント周囲の硬・軟組織の欠落 ・インプラントの埋入部位・深度・方向の影響	・骨および軟組織の環境整備 ・口腔衛生指導とメインテナンス管理の徹底 ・他の修復方法の検討（従来型や接着性ブリッジ）
ブラックトライアングル	・治療計画の不備・予知性の欠落 ・インプラント周囲の硬・軟組織の欠落 ・インプラントの埋入部位・深度・方向の影響	・骨および軟組織の環境整備 ・他の修復方法の検討（従来型や接着性ブリッジ） ・隣在歯の形態修正（下部鼓形空隙やコンタクトポイントの修正） ・歯冠乳頭再建術の検討

導型インプラントの概念に則り，適切な診察・検査・診断に基づいた治療計画の立案に多くの時間を費やすことが重要である．

3. 審美的要因（図 7-2-5）

　審美的な問題は患者の主観的な要素も加わるために非常に複雑である．これらのリスクを回避するためには，術前に十分な診察・検査を行い，適切な治療計画と十分な説明患者に行う必要がある．特に審美的な要求は，インプラント治療で解決することのほうが少なく，他の修復方法も含めた治療方針の選択も重要である（表 7-2-3）．

（萩原芳幸）

III インプラント周囲炎

　天然歯と同様にインプラント周囲にも周囲炎が発生する．歯肉のみに限局しているものをインプラント周囲粘膜炎（peri-implant mucositis）（図 7-3-1），骨吸収を伴うものをインプラント周囲炎（peri-imlantitis）（図 7-3-2）という．両者を合わせた発生頻度は処置後 5 年で 0～3.4％，10 年で 5.8～16.9％とする報告[1]や 5～6％（5 年），7～9％（10 年）[2]という報告などがあり，また 9 つの文献（1,497 名，6,283 本のインプラント）による meta-analysis からインプラント周囲粘膜炎の発症頻度が患者あたりで 63.4％，インプラント体あたりで 30.7％であり，インプラント周囲炎の発症頻度はそれぞれ 18.8％と 9.6％と推測されるという論文[3]もある．決してまれではない．

1. インプラント周囲粘膜炎

　インプラント周囲粘膜炎は，プラークの付着と病原性細菌の感染を主な原因として生じるとされ，原因の除去により治療可能な可逆的な軟組織の限局の炎症である[4]（図 7-3-1）．歯肉の発赤や腫脹，浅いプロービングによる出血などを特徴とする．喫煙[5,6]や糖尿病などの歯周病の増悪因子も発生に関与する可能性がある．インプラント周囲炎は，歯冠側のインプラント周囲の骨吸収を特徴的症状として伴うインプラント周囲の炎症でインプラント周囲粘膜炎から継発すると考えられている[4]．プロービングデプスは増し，出血も多くなる．骨吸収の原因としては，インプラント体への咬合力の過大加重[7]やインプラント体とアバットメント間に存在する微小間隙（マイクロギャップ）に存在する細菌による毒素の漏出[8]，上部構造合着時の余剰セメント[9]なども考えられる．

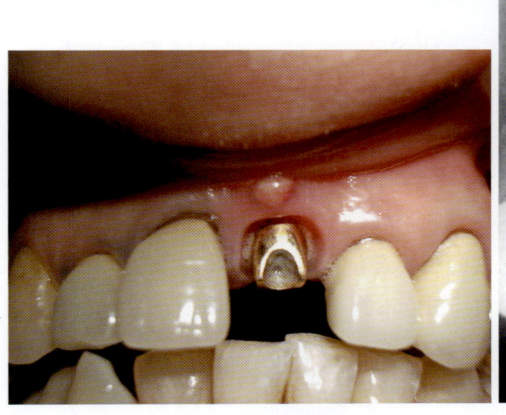

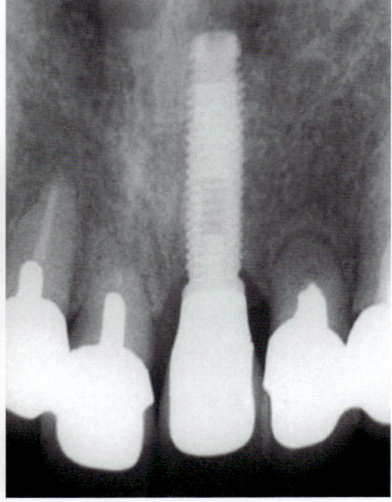

図 7-3-1　インプラント周囲粘膜炎
インプラント上部構造装着後 18 年の症例．インプラント唇側歯肉の疼痛と腫脹を主訴に再来院した．歯肉膿瘍を形成して排膿がみられた．

第7章 合併症

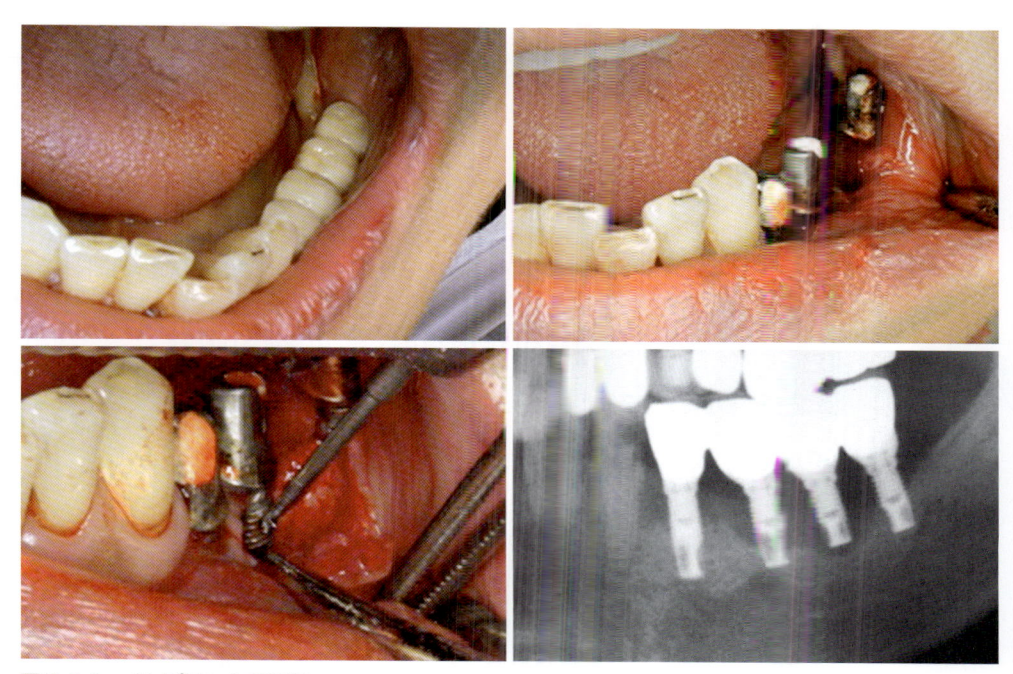

図7-3-2 インプラント周囲炎
上部構造装着後5年，左側下顎遊離端欠損症例．
インプラント周囲の違和感と歯肉腫脹を主訴に来院した．上部構造に動揺はみられない．

表7-3-1 累積的防御療法（CIST）

臨床的パラメーター						メインテナンス分類	CIST
プラークインデックス（PI）	プロービング時の出血（BOP）	排膿	プロービングデプス（mm）	エックス線写真による骨吸収		
±	−	−	<4	−	0	(A)
+	+	−	<4	−	I	A
+	+	±	4〜5	+	II	A+B
+	+	±	>5	++	III	A+B+C
+	+	±	>5	−++	IV	A+B+C+D
+	+	±	>5 radioluc	−+−+	V	E

（日本口腔インプラント学会編：口腔インプラント治療指針 2012）

2．インプラント周囲炎

インプラント周囲炎の診断は，細菌検査，プラークインデックス，ポケットか歯肉からの出血，プロービング時の出血，プロービングデプス，インプラント体の動揺度，エックス線検査（図7-3-2）を組み合わせて行う[10]．

治療は確立されていないが，インプラント周囲の炎症の程度に応じて累積的防御療法（cumulative interceptive supportive therapy：CIST）（表7-3-1, 2）が一般的に行われている．

インプラント治療後の患者管理においては，各種の臨床パラメータを継続的にモニター

115

表 7-3-2　CIST 各項目（A〜E を単独もしくは組み合わせ）

A	機械的クリーニング	インプラント周囲のプラーク・歯石の除去
B	殺菌療法	0.1〜0.2％クロルヘキジン約 10 mL で約 30 秒間の口内洗浄を 3〜4 週間行う．同時に 0.2〜0.5％クロルヘキジンにて局所洗浄を行う（1 日 2 回）．
C	抗菌薬療法	全身療法：オルニダゾール（2×500 mg/日）またはメトロニダゾール（4×250 mg/日）を 10 日間投与
		局所投与：徐放性抗菌薬（Tetracycline fibers）を 10 日間投与
D	外科的アプローチ	再生手術：多量の生理食塩液で骨欠損部を洗浄後 GBR を行う．バリアメンブレンを用いてフラップを完全に封鎖し，数カ月術部を観察する．
		切除療法：欠損部の骨切除術を行った後，A.P.F（フラップ根尖側移動術）を行う．
E	インプラント体除去	

（日本口腔インプラント学会編：口腔インプラント治療指針 2012）

し，総合的に判断することが重要と考えられる．そのなかの一例として，プラークインデックス・プロービングデプス・プロービング時の出血・エックス線写真による骨吸収について，インプラント周囲組織の状態の評価（細菌検査も含む）を系統的にまとめたプログラムとして，累積的防御療法のプロトコルが紹介されている．このプロトコルの特徴は，それぞれの臨床パラメータの評価結果の組み合わせに従い，A〜D の 4 つの治療カテゴリーが設定されているところにある．A：機械的なプラーク除去，B：殺菌剤の応用，C：全身的もしくは局所的な抗菌薬投与，D：再生もしくは切除的外科療法である．

（嶋田　淳）

Ⅳ その他の合併症

1. インプラント治療による骨折

　骨質が硬いにもかかわらず，インプラント体埋入窩の形成が不十分であると，インプラント埋入の圧力により歯槽骨が骨折することがある（図7-4-1）．このような骨折やインプラント体埋入時の外傷があると，痛みが発現し，この痛みの原因を早期に除去しないと痛みが長期に残ることがある．

2. 誤嚥・誤飲

　インプラント治療時に器材や補綴用ドライバーなどを誤飲させてしまうことがある（図7-4-2）．特にインプラント埋入手術は静脈内鎮静法下で行うことが多く，患者の嚥下反射が抑制されており，簡単にこれらの器材を誤飲させてしまうことがある．またインプラントのアバットメントや上部構造をスクリュー固定する場合には水平位で行うことが多く，これも誤飲の原因となっている．インプラントの器材は先端が鋭利なものが多く，呼吸器はもちろん，消化管に入った場合も，胃穿孔，腸穿孔を起こす可能性があるため，内

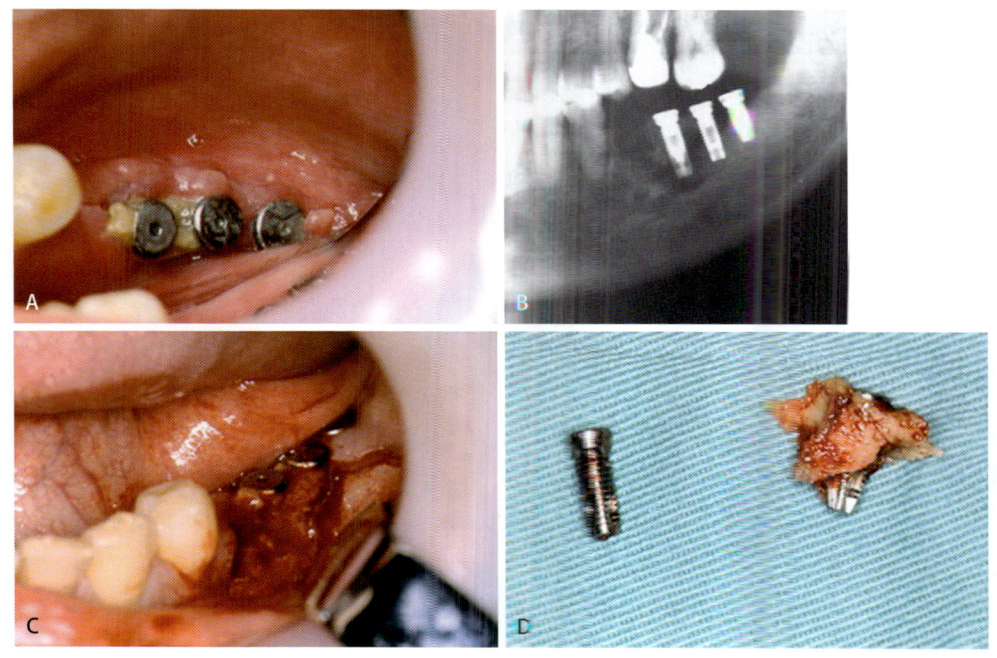

図7-4-1　歯槽骨骨折
インプラント埋入後，持続する疼痛と骨の露出，インプラント体の動揺が出現した症例．
A：来院時の口腔内所見．腐骨化した骨の露出と不潔なインプラントカバースクリューがみられた．
B：来院時のパノラマエックス線写真．一番手前のインプラント先端部にいわゆるペリアピカルリージョン，それから後方歯槽頂に向けて斜めの破折線がみられる．
C：粘膜骨膜弁を切開剝離して歯槽部を露出すると歯槽骨の破折線がみられた．
D：腐骨を摘出し動揺インプラントを抜去した．

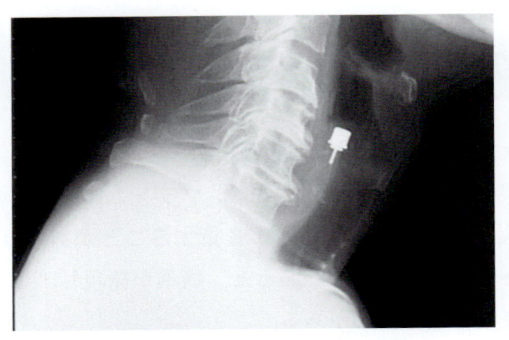

図7-4-2　インプラントドライバーの誤飲

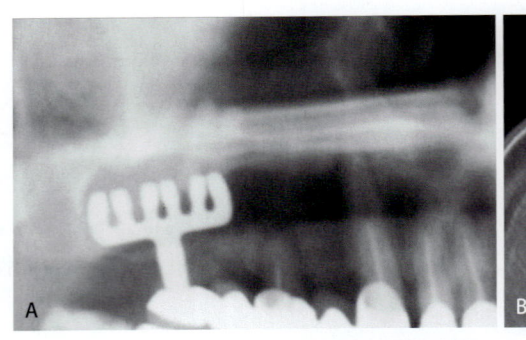

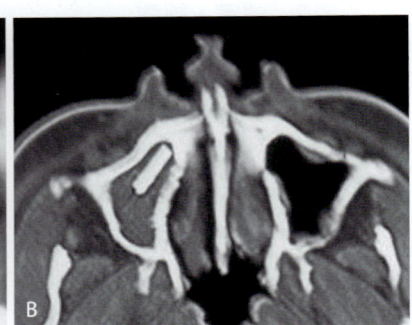

図7-4-3　インプラント手術に起因する上顎洞炎
A：ブレードインプラントが上顎洞に突き出ている．
B：上顎洞内のブレードインプラントと上顎洞炎の所見

視鏡下にできるだけ早く除去することが重要である．誤嚥・誤飲の防止策として，これらの器材に糸をつけ，簡単に口腔内から除去できるようにすることが肝要である．

3. インプラント関連手術に起因する上顎洞炎

　インプラント体が上顎洞内に突き出て上顎洞粘膜を穿通したり，移植材が上顎洞粘膜を破り上顎洞に逸出した場合に，インプラント体や移植材に炎症性細胞や起炎物質などが付着すると上顎洞炎の慢性化の原因となる可能性がある（図7-4-3）．抗菌薬の投与により一時的に上顎洞炎は消退するが，再燃することが多く，この場合には移植材やインプラント体を除去する必要がある．術前に，鼻閉感や鼻炎の発生頻度などを問診し，鼻中隔彎曲症などの自然孔閉鎖の原因となる病態を耳鼻咽喉科で精査し，治療後に上顎洞底挙上術などを選択する必要がある．

4. インプラント周囲の骨吸収

　インプラント周囲の骨吸収は，一般的にインプラント体や中間構造に付着したプラークや歯石が沈着することによる細菌感染によるものと，インプラント体に過重な負荷が加わって発生する生体力学的問題によるものがあり，インプラント周囲炎として扱われてい

第 7 章　合併症

図 7-4-4　インプラント周囲の骨吸収
A：6 部位遠心根部周囲に骨吸収
B：インプラント周囲に骨吸収像
C：インプラント発去部位の骨形成不全
D：インプラント発去部位の治癒不全
E：生検像では扁平上皮癌
F：下顎骨全体に腫瘍進展

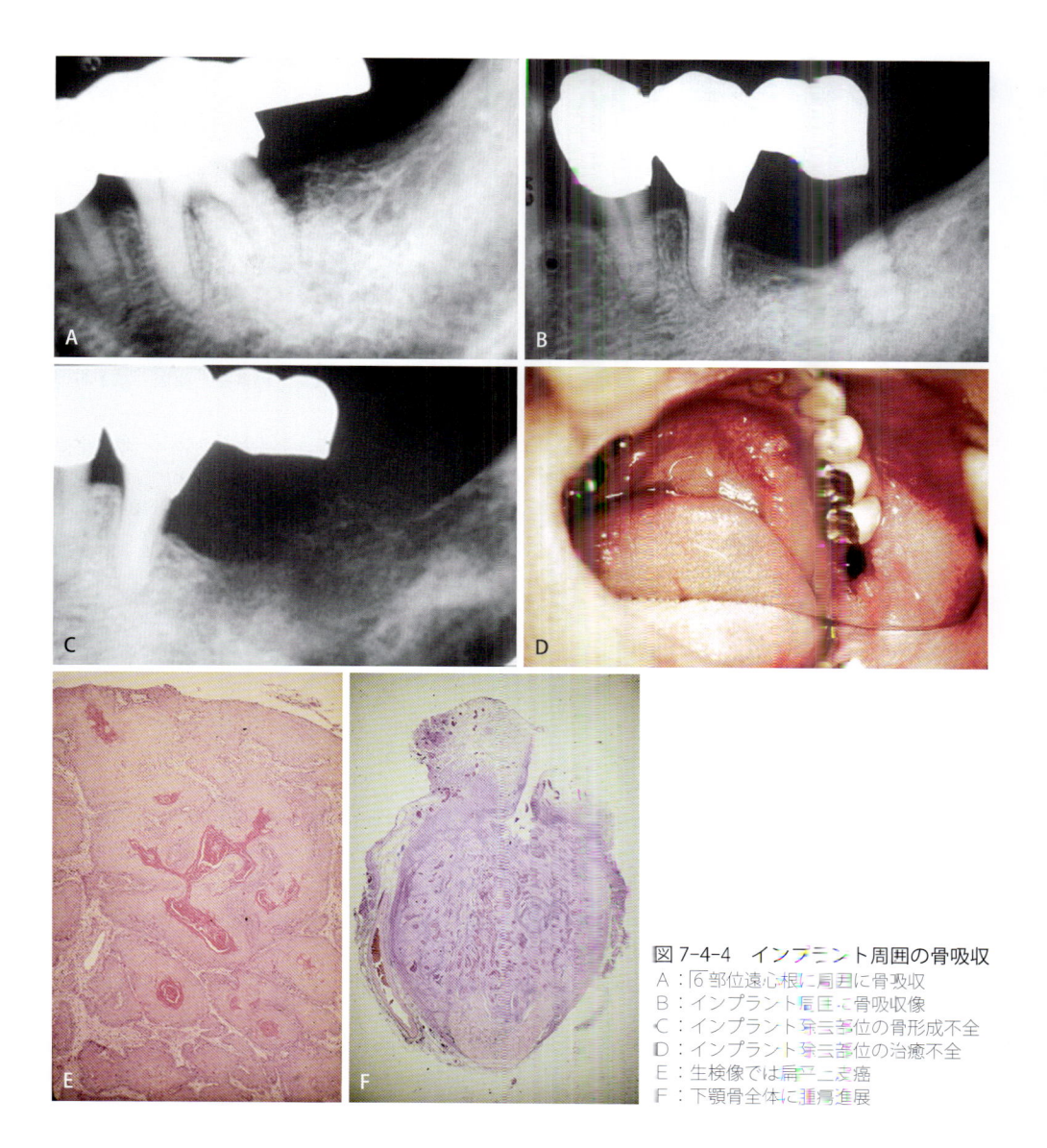

る．しかし骨の吸収を発現する原因は多様であり，十分な経過観察を怠ってはいけない．

図 7-4-4A～D は 6 の遠心根を抜歯し，インプラント治療を行った．急激な骨吸収とインプラント体の動揺が発現し，インプラント周囲炎の診断のもとインプラント体の除去を行った．骨の治癒を待ったがインプラントを除去した部位は治癒不全となった．生検の結果は扁平上皮癌であった（図 7-4-4E, F）．

インプラントの周囲は生体であり，さまざまな予想外の結果が発現する可能性があり，いまだ不確実性のある医療行為であることを忘れてはならない．このことを患者とも共有することが重要である．

（佐藤淳一）

参考文献

第1章 口腔インプラント学の基礎
I インプラント治療の歴史
1) 柳澤定勝：インプラントの歴史的考察．デンタルQシリーズ④インプラントの基礎と臨床．第1版（関根　弘，都留宏道編）．デンタルダイヤモンド，東京，1988，18～23．
2) 細川隆司，春日井昇平：序章．補綴臨床別冊　ミニマルインターベンションインプラント―患者中心の治療戦略ガイド―（細川隆司，春日井昇平編）．医歯薬出版，東京，2007，1～3．
3) 河野文昭：2．人工歯根の材料．先端医療シリーズ・歯科医学1　歯科インプラント．第1版（末次恒夫・松本直之監修）．先端医療技術研究所，東京，2000，8～14．
4) Williams E：A Matter of Balance. Novum Grafiska AB, Göteborg, 1992, 54.
5) 宮﨑　隆：II　材料学．よくわかる口腔インプラント学（赤川安正ほか編）．第2版．医歯薬出版，東京，2011，40～49．

III インプラント治療に必要な局所解剖
1) 上條擁彦：口腔解剖学1　骨学．アナトーム社，東京，1969年．
2) 上條擁彦：口腔解剖学3　脈管学．アナトーム社，東京，1969年．
3) 上條擁彦：口腔解剖学4　神経学．アナトーム社，東京，1969年．
4) 井出吉昭ほか：CTによる後歯槽管の位置の検討．日口腔インプラント誌，**22**(2)：115～121，2009．
5) 山田麻衣子ほか：上顎骨犬歯部領域のCTによる骨形態の検討．日口腔インプラント誌，**23**(2)：239～247，2010．
6) Cawood JI and Howell RA：A classification of the edentulous jaws. *Int J Oral Maxillofac Surg*, **26**(1)：23～28, 1997.
7) Loukas M[1] et al.：Anatomical variation in arterial supply of the mandible with special regard to implant placement. *Int J Oral Maxillofac Surg*, **37**(4)：367～371, 2008.
8) Katsumi Y et al.：Variation in arterial supply to the floor of the mouth and assessment of relative hemorrhage risk in implant surgery. *Clin Oral Implants Res*, **24**(4)：434～440, 2013.
9) Nakajima K et al.：Composition of the blood supply in the sublingual and submandibular spaces and its relationship to the lateral lingual foramen of the mandible. *Oral Surg Oral Med Oral Pathol Oral Radiol*, **117**(1)：e32～38, 2014.

第2章 口腔インプラント治療の特徴
II 基本構造
1) 赤川安正ほか編：よくわかる口腔インプラント学．第2版．医歯薬出版，東京，2011．
2) 十河厚志：QDT Art & Practice 別冊　若手歯科医師・技工士のためのインプラント補綴・技工超入門．クインテッセンス出版，東京，2010．

III 成功基準および治療成績
1) Albrektsson T et al.：The long-term efficacy of currently used dental implants：A review and proposed criteria of success. *Int J Oral Maxillofac Implants*, **1**(1)：11～25, 1986.
2) Zarb GA and Albrektsson T：クインテッセンスインプラントロジー別冊　インプラント評価基準の新しいコンセンサス―トロント会議の全容―（赤川安正監訳）．クインテッセンス出版，東京，2001．
3) Rocci A, Martignoni M and Gottlow J：Immediate loading of Brånemark system TiUnite and machined surface im-

plants in the posterior mandible: a randomized open-ended clinical trial. Clin Implant Dent Relat Res, 5 (suppl 1): 57～63, 2003.
4) Östman PO1, Hellman M and Sennerby L: Ten years later. Results from a prospective single-centre clinical study on 121 oxidized (TiUnite™) Brånemark implants in 46 patients. Clin Implant Dent Relat Res, 14: 852～860, 2012.
5) Rasmusson L, Roos J and Bystedt H: A 10-year follow-up study of titanium dioxide-based implants. Clin Implant Dent Relat Res, 7: 36～42, 2005.
6) Buser D et al.: 10-year survival and success rates of 511 titanium implants with a sandblasted and acid-etched surface: a retrospective study in 303 partially edentulous patients. Clin Implant Dent Relat Res, 14(6): 839～851, 2012.
7) Perelli M et al.: Short (5 and 7 mm long) porous implants in the posterior atrophic maxilla: a 5-year report of a prospective single-cohort study. Eur J Oral Implanto, 5(3): 265～272, 2012.
8) Lai HC et al.: Long-term outcomes of short dental implants supporting single crowns in posterior region: a clinical retrospective study of 5-10 years. Clin Oral Implants Res, 24(2): 230～237, 2013.
9) Arisan V et al.: Evaluation of 316 narrow diameter implants followed for 5-10 years: a clinical and radiographic retrospective study. Clin Oral Implants Res, 21(3): 296～307, 2010.
10) Degidi M, Nardi D and Piattelli A: 10-Year Follow-Up of Immediately Loaded Implants with TiUnite Porous Anodized Surface. Clin Implant Dent Relat Res, 14(6): 828～838, 2012.
11) Payer M et al.: Immediate provisional restoration of screw-type implants in the posterior mandible: results after 5 years of clinical function. Clin Oral Implants Res, 21(8): 815～821, 2010.
12) McGlumphy EA et al.: Prospective study of 429 hydroxyapatite-coated cylindric omniloc implants placed in 121 patients. Int J Oral Maxillofac Implants, 18(1): 82～92, 2003.
13) Schwartz-Arad D et al.: Marginal bone loss patter around hydroxyapatite-coated versus commercially pure titanium implants after up 12 year of follow-up. In J Oral Maxxillofac Implants, 20(2): 238～244, 2005.
14) Chen ST and Weingart D: Quintessence DENTAL Implantology 別冊　第4回ITIコンセンサス会議議事録（勝山英明，船越栄次，塩田真監訳）．クインテッセンス出版，東京，2010．
15) 日本口腔インプラント学会編：口腔インプラント治療指針2012．医歯薬出版，東京，2012．

Ⅴ　リスクファクター

1) 骨粗鬆症の予防と治療ガイドライン作成委員会編：骨粗鬆症の予防と治療ガイドライン．第1版．ライフサイエンス出版，東京，1～108，2006．
2) 日本糖尿病学会編：科学的根拠に基づく糖尿病診療ガイドライン．第1版．南江堂，東京，2004．
3) 日本高血圧学会高血圧治療ガイドライン作成委員会編：高血圧治療ガイドライン2009．第1版．ライフサイエンス出版，東京，2009．
4) ビスフォスフォネート関連顎骨壊死検討委員会編：ビスフォスフォネート関連顎骨壊死に対するポジションペーパー2010年版．日本骨代謝学会，京都，2010．
5) 日本口腔インプラント学会編：口腔インプラント治療指針2012．医歯薬出版，東京，2012．

Ⅶ　埋入時期と治癒期間

1) Marx RE and Garg AK：多血小板血漿（PRP）の口腔への応用（香月　武ほか監訳）．クインテッセンス出版，東京，2006．
2) Zarb GA and Albrektsson T：クインテッセンスインプラントロジー別冊　インプラント評価基準の新しいコンセンサス―トロント会議の全容―（赤川安正監訳）．クインテッセンス出版，東京，2001．
3) 菅原明喜：骨再生のテクノロジー．ゼニス出版，東京，2008．
4) 須田立雄ほか：新骨の科学．医歯薬出版，東京，2007．
5) 青木秀希：歯科インプラントを科学する．国際アパタイト研究所，東京，2012．
6) Trisi P, Keith DJ and Rocco S: Human histoloigic and histomorphometric analyses of hydroxyapatite-coated implants after 10 year of function: a case report. Int J Oral Maxillofac Implants, 20(1): 124～130, 2005.

7) Cannizzoro G and Leone M：Restoration of partially edentulous patients using dental implants with a microtextured surface：a prospective coparison of delyed and immediate full occlusal loading. *Int J Oral Maxillofac Implants*, **18**(4)：512〜522, 2003.
8) 林楊春ほか：イミディエートインプラントロジー．ゼニス出版，東京，2007.
9) Wismeijer D et al.：ITI Treatment Guide volume 4（勝山英明，船越英次監訳）．クインテッセンス出版，東京，2010.

第3章　治療計画（診察・検査・診断）
I　診察と検査
1) 伊藤孝訓，寺中敏夫編著：患者ニーズにマッチした歯科医療面接の実際．クインテッセンス出版，東京，1998.
2) 白砂兼光，古郷幹彦編：第2章　口腔外科診断法，3．検体検査．口腔外科学．第3版．医歯薬出版，東京，2011，25〜31.
4) 野末源一，大倉久直：読んで上達！　病気がわかる検査値ガイド．金原出版，東京，2012.
5) Sanavi F, Weisgold AS and Rose LF：Biologic width and its relation to periodontal biotypes. *J Esthet Dent*, **10**(3)：157〜163, 1998.
6) Nevins M：Attached gingiva-mucogingival therapy and restorative dentistry. *Int J Periodontics Restrative Dent*, **6**(4)：9〜27, 1986.
7) Misch CE：Contemporary Implant Dentistry. 2nd ed. Mosby, St. Louis, 1999, 109〜118.
8) Misch CE：Density of bone：effect on treatment plans, surgical approach, healing, and progressive bone loading. *Int J Oral Implantol*, **6**(2)：23〜31, 1990.

III　治療計画の立案
1) Resenstiel SF：Treatment Planning. *In*：Contemporary Fixed Prosthdontics（Resenstiel SF, Land MF and Fujimoto J eds, 5th ed). Mosby, St. Louis, 2006, 82〜109.

IV　インフォームドコンセント
1) 永松榮司：インプラントの直近の紛争の実態・問題点とその対処について―インプラントを含めた直近の歯科医療水準の判例の傾向と対策―．日口外誌，**55**(8)：2〜13, 2009.
2) 髙森　等：2．インプラント治療とインフォームドコンセント．インプラント治療における成功への法則とリカバリー（渡邉文彦，松浦正朗編）．第1版．第一歯科出版，東京，2007, 19〜31.

第4章　治療法（外科）
I　消毒と滅菌および手術準備
1) 矢野邦夫：エビデンスに基づく院内感染対策のための現在の常識．永末書店，東京，2009.
2) 尾家重治編著：ここが知りたい！消毒・滅菌・感染防止のQ＆A．照林社，東京，2009.
3) 満田年宏訳著：医療施設における消毒と滅菌のためのCDCガイドライン2008．ヴァンメディカル，東京，2009.
4) American Dental Association：Infection control recommendations for the dental office and the dental laboratory. ADA Council on Scientific Affairs and ADA Council on Dental Practice. *J Am Dent Assoc*, **127**(5)：672〜680, 1996.

II　全身管理と麻酔法および鎮静法
1) 吉田和市：局所麻酔法．麻酔・生体管理学―歯科臨床における患者管理法（谷口省吾ほか編）．第1版．学建書院，東京，2003, 43〜166.
2) 日本麻酔科学会，日本臨床麻酔学会，日帰り麻酔研究会編：麻酔法．「日帰り麻酔の安全のための基準」ガイドブック．第1版．克誠堂出版，東京，2001.
3) Hughes MA, Glass PS and Jacobs JR：Context-sensitive half-time in multicompartment pharmacokinetic models for intravenous anesthetic drugs. *Anesthesiology*, **76**(3)：334〜341, 1992.

Ⅲ 外科術式

1) 内田雄基, 香月　武：インプラント・口腔外科のための手術の基本と外科解剖．第1版．クインテッセンス出版, 東京, 2007, 81〜82.
2) 松浦正朗, 城戸寛史：骨組織のマネジメント．よくわかる口腔インプラント学．第2版（赤川安正ほか編）．医歯薬出版, 東京, 2011, 151〜156.
3) Misch CE：Chapter 30 Postrior single-tooth replacement. In：Surgical guideline Contemporary implant dentistry (Misch CE ed, 3rd ed). Mosby, St. Louis, 2008, 668〜672.

Ⅳ インプラント関連術式の種類とその特徴

1) Misch CE and Dietsh F：Bone-grafting materials in implant dentistry. Implant Dent, 2(3)：158〜167, 1993.
2) Peetz M：Characterization of xenogeneic bone material. In：Osseous reconstruction of the maxilla and mandible：Surgical techniques using titanium mesh and bone mineral (Boyne PJ ed). Quintessence, Illinois, 1997, 87〜100.
3) Boyne PJ and James RA：Grafting of the maxillary sinus floor with autogenous marrow and bone. J Oral Surg, 38(8)：613〜616, 1980.
4) Wood RM and Moore DL：Grafting of the maxillary sinus with intraorally harvested autogenous bone prior to implant placement. Int J Oral Maxillofac Implants, 3(3)：209〜214, 1988.
5) Lundgren S et al.：Augmentation of the maxillary sinus floor with particulated mandible：a histologic and histomorphometric study. Int J Oral Maxillofac Implants, 11(6)：760〜766, 1996.
6) Johansson B et al.：Implants and sinus-inlay bone grafts in a 1-stage procedure on severely atrophied maxilla：surgical aspects of a 3-year follow-up study. Int J Oral Maxillofac Implants, 14(6)：811〜818, 1999.
7) Wannfors K et al.：A prospective randomized study of 1-and 2-stage sinus inlay bone grafts：1-year follow-up. Int J Oral Maxillofac Implants, 15(5)：625〜632, 2000.
8) Simion M, Baldoni M and Zaffe D：Jawbone enlargement using immediate implant placement associated with a split-crest technique and guided tissue regeneration. Int J Periodontics Restorative Dent, 2(6)：462〜473, 1993.
9) Resenquist B：Implant placement in combination with nerve transpositioning：experiences with first 100 cases. Int J OralMaxillofac Implants, 9(5)：522〜531, 1994.

第5章　治療法（補綴）

Ⅴ 顎顔面補綴および矯正治療へのインプラント応用

1) Worthington P and Brånemark P：Advanced Osseointegration Surgery. Quintessence, St. Louis, 1992.
2) Tolman DE and Desjardins RP：Extraoral application of osseointegrated implants. J Oral Maxillofac Surg, 49(1)：33〜45, 1991.
3) 野間康弘, 瀬戸皖一編：標準口腔外科学．第3版．医学書院, 東京, 2006.
4) 朴孝尚：マイクロインプラントアンカレッジ（MIA）を用いた矯正歯科治療（朴仁華　古賀正忠, 二宮隆監訳）．砂書房, 東京, 2002.
5) Sung JHほか：実践インプラント固定による矯正歯科治療（山本照子　宮脇正一訳）．砂書房, 東京, 2006.

第7章　合併症

Ⅰ 手術に関連する合併症

1) 内田雄基, 香月　武：インプラント・口腔外科のための手術の基本と外科解剖．第1版．クインテッセンス出版, 東京, 2007, 81〜82.
2) Sasakura Y et al.：Clinical investigation of the postoperative altered sensation due to autologous bone harvest. Int J Oral Maxillofac Surg, 67(9)：70〜71, 2009.
3) Misch CE：Chapter 18 Treatment planning for edentulous posterior Maxilla. In：Contenporary implant dentistry (Misch CE ed, 3rd ed). Mosby, St. Louis, 2008, 389〜405.
4) 今井　裕ほか：4. 抗凝固効果の人種差と抜歯．科学的根拠に基づく抗血栓療法患者の抜歯に関するガイドラインポケット版．2010年版, 学術社, 東京, 2011, 26〜27.

5) Eriksson AR et al.：Heat caused by drilling cortical bone. Temperature measured in vivo in patients and animals. *Acta Orthop Scand*, **55**(6)：626〜631, 1984.
6) Marks RE：Principles of hard and soft tissue reconstruction of the jaw（abstract ML 315）. American Association of Oral and Maxillofacial Surgeons, New Orleans, 1990.

II 補綴に関する合併症

1) 萩原芳幸：補綴的視点からみた失敗やトラブルへの対処．歯科医療，**19**(4)，54〜66，2005.
2) 佐藤博信，松永興昌：口腔インプラント治療における合併症．よくわかる口腔インプラント学（赤川安正ほか編）．第1版．医歯薬出版，東京，221〜226，2005.
3) 嶋田 淳：トラブルへの対応．よくわかる口腔インプラント学（赤川安正ほか編）．第1版．医歯薬出版，東京，227〜236，2005.
4) Balshi TJ：Preventing and resolving complications with osseointegrated implants. *Dent Clin North Am*, **33**(4)：821〜868, 1989.
5) Misch CE：Treatment plannning for the edentulous posterior maxilla. In：Contyemporary implant dentistry（Misch CE ed）. Mosby, St. Louis, 1999, 193〜204.
6) 萩原芳幸：アバットメントと上部構造の現状．インプラント上部構造の現在 PART4　QDT 別冊（小濱忠一ほか編）．クインテッセンス出版，東京，2005, 18〜34.
7) Goodacre CJ et al.：Clinical complications with implants and implant prostheses. *J Prosthet Dent*, **90**(2)：121〜132, 2003.

III インプラント周囲炎

1) de Waal YC et al.：Differences in peri-implant conditions between fully and partially edentulous subjects：a systematic review. *J Clin Periodontol*, **40**(3)：266〜286, 2013.
2) Schmidlin PR et al.：Peri-implantitis prevalence and treatment in implant-oriented private practices：a cross-sectional postal and Internet survey. *Schweiz Monatsschr Zahnmed*, **122**(12)：1136〜1144, 2012.
3) Atieh MA et al.：The Frequency of Peri-Implant Diseases：a Systematic Review and Meta-Analysis. *J Periodontol*, **84**(11)：1586〜1598, 2013.
4) Atieh MA et al.：Peri-implant mucositis and peri-implantitis：clinical and histopathological characteristics and treatment. *SADJ*, **67**(3)：122, 124〜126, 2012.
5) Stoker G, van Waas R and Wismeijer D：Long-term outcomes of three types of implant-supported mandibular overdentures in smokers. *Clin Oral Implants Res*, **23**(8)：925〜929, 2012.
6) Rodriguez-Argueta OF et al.：Postoperative complications in smoking patients treated with implants：a retrospective study. *J Oral Maxillofac Surg*, **69**(8)：2152〜2157, 2011.
7) De Smet E et al.：The influence of plaque and/or excessive loading on marginal soft and hard tissue reactions around Brånemark implants：a review of literature and experience. *Int J Periodontics Restorative Dent*, **21**(4)：381〜393, 2001.
8) Steinebrunner L et al.：In vitro evaluation of bacterial leakage along the implant-abutment interface of different implant systems. *Int J Oral Maxillofac Implants*, **20**(6)：875〜881, 2005.
9) Shapoff CA and Lahey BJ：Crestal bone loss and the consequences of retained excess cement around dental implants. *Compend Contin Educ Dent*, **233**(2)：94〜96, 98〜101；quiz 102, 112, 2012.
10) 日本口腔インプラント学会編：XIII　インプラント支持療法．口腔インプラント治療指針2012．医歯薬出版，東京，2012, 47〜49.

IV その他の合併症

1) 石井宏昭ほか：当科を受診したインプラント経過不良症例の臨床的検討．日口腔インプラント誌，**10**(1)：95〜104, 1997.
2) 古賀剛人：インプラント外科学　偶発症編．クインテッセンス出版，東京，2008.

索引

あ
アクセスホール　77, 93
アタッチメント　22
アバットメント　22, 24, 85
アバットメントスクリュー　22
アバットメント連結手術　4, 38
アルミナ　5
アンカーインプラント　95
アンテリアループ　11, 16, 106
アンレーグラフト　70
悪習癖　102

い
インターナルコネクション　85
インダイレクト構造　86
インフォームドコンセント　37, 56
インプラントの基本構造　22
インプラントの残存率　27
インプラントの成功基準　26
インプラントの成功率　26
インプラントアナログ　40, 81
インプラントオーバーデンチャー　76
インプラント安定数　41
インプラント周囲炎　115
インプラント周囲組織　17, 98
インプラント周囲組織増大術　73
インプラント周囲粘膜炎　114
インプラント体　22
インプラント（体）埋入　4, 64
インプラント埋入手術　37
インレーグラフト　70
医療面接　44
異種骨　69
移植材　68
意識障害　62
維持管理　100
一次手術　4
印象採得　81

印象用コーピング　39, 81
院内感染予防　58
1回法　7, 37, 67
1回法インプラント　24

う
ウォッシャーディスインフェクター　60

え
エクスターナルコネクション　85
エチレンオキサイドガス滅菌　59
エッチング　8
エピテーゼ　94

お
オートクレーブ　59
オーバーデンチャー　76, 81, 84, 90
オープントレー法　81, 82, 34
オステル®　41
オッセオインテグレーション　2, 6
オトガイ下動脈　11, 14, 105
オトガイ孔　11, 12, 16
オトガイ枝　16
オトガイ神経　16
オトガイ神経損傷　106

か
カスタムアバットメント　25
カバースクリュー　66
ガイデッドサージェリー　52
下顎管　11, 16, 105
下顎骨　11
下顎神経　15
下顎偏心位　93

下行口蓋動脈　13
下歯槽神経　11, 16
下歯槽神経血管束創方移動術　72
下歯槽動脈　11, 14
可撤性義歯との比較　20
可撤性上部構造　22, 76, 90
仮骨延長術　72
荷重時期　42
過酸化水素ガスプラズマ滅菌　59
改造現象　7
海綿骨　13
角度付アバットメント　86
顎顔面補綴　94
顎補綴　94
合併症　104
患者教育　96
監視下鎮静管理　63
含嗽剤　97
顔面動脈　11
顔面神経　94
顔面用インプラント　94

き
既製アバットメント　24
機械加工　7
機械的安定性　41
頰骨突起　9
頰粘膜圧痕　102
矯正治療　95
局所的リスクファクター　29, 34
局所的合併症　104
局所麻酔　63
禁忌症　29

く
クラウン・ブリッジタイプ　78
クリティカル器材　58
クレンチング　102

クローズドトレー法　　81, 83
グラインディング　　102

け

外科術式　　64
血管柄付き骨移植　　94
血腫　　108

こ

コーティング　　8
固定性上部構造　　22, 77, 89
誤飲　　117
誤嚥　　117
口蓋突起　　9
口底出血　　105
抗凝固薬　　34
抗血小板薬　　34
抗血栓療法　　34
咬合採得　　88
咬合調整　　92
咬合評価　　100
咬耗　　101
後上歯槽動脈　　10, 13
高圧蒸気滅菌　　59
高血圧症　　32, 104
高水準消毒　　59
骨移植　　69
骨外逸脱　　107
骨吸収　　118
骨質　　48
　　──の分類　　49
骨折　　117
骨粗鬆症　　33
骨造成（増生）　　68
骨内インプラント　　3
骨膜下インプラント　　3
骨密度　　48
骨誘導再生法　　70

さ

サイナスリフト　　10, 71
サドルグラフト　　69
サンドイッチグラフト　　70
サンドブラスト　　8
細片骨移植　　70

催眠鎮静薬　　63
残存率　　27

し

シリンダータイプ　　4
ジルコニア　　5, 79, 80, 87
自然孔　　10, 72
自家骨　　68
歯間ブラシ　　97
歯周病学的検査　　47
歯周組織　　17
歯周精密検査　　98
歯槽骨骨折　　117
歯槽頂アプローチ　　71
歯槽突起　　9, 10
歯内骨内インプラント　　3
歯肉弁根尖側移動術　　74
歯磨剤　　97
磁性アタッチメント　　23, 77
遮断膜　　70
腫脹　　108
重症不整脈　　105
出血凝固・炎症期　　41
出血斑　　108
術後合併症　　104
術後感染　　107
術後出血　　108
術前臨床検査　　45
術中合併症　　104
純チタン　　7
初期固定　　41
笑気吸入鎮静　　63
消毒　　58
商用純チタン　　5
上顎骨　　9
上顎神経　　15
上顎洞　　10
上顎洞炎　　118
上顎洞底挙上術　　10, 13, 71
上顎洞内迷入　　106
上皮下結合組織移植術　　73
上部構造　　22, 39
　　──の残存率　　27
　　──の種類　　76
静脈麻酔薬　　63
心筋梗塞　　104
診察・検査　　37

診断用ガイドプレート　　50
診断用ワックスアップ　　50
審美的合併症　　113

す

スーパーフロス　　97
スクリュータイプ　　4
スクリューの破折　　109
スクリューの緩み　　109, 110, 111
スクリュー固定　　23, 77
スケーリング　　97
スプリットクレスト　　72
水平・垂直的骨移植　　70
水平的骨移植　　70
垂直的骨移植　　70

せ

セミクリティカル器材　　58
セメント固定　　23, 77
セメント固定式上部構造　　79
正円孔　　15
生体内許容性材料　　4
生体不活性材料　　5
生物学的安定性　　41
成功基準　　26
成功率　　26
切歯管　　10
切歯孔　　10
舌圧痕　　102
舌下動脈　　11, 14, 105
舌神経　　16
絶対的禁忌症　　29
全身および局所の診察　　45
全身管理　　62
全身的リスクファクター　　29, 32
全身的合併症　　104
全身麻酔　　63
前装材破損　　101
前頭突起　　9
前方彎曲部　　11

そ

ソケットリフト　　71

索　引

組織再構築期　41
組織修復期　41
早期荷重　43
相対的禁忌症　29
創哆開　107, 108
創傷治癒　41
即時荷重　43
側方アプローチ　71

た

ダイレクト構造　86
ダミー　81
他家骨　69
待時荷重　42
大口蓋動脈　13
代用骨　69, 70
脱落　108

ち

チタン　5
チタン合金　5, 7
チタンコーティング　8
治療計画　37
　　――の立案　52
遅延荷重　42
着脱の自由度　77
中心咬合位　92
中水準消毒　59
超音波洗浄　60
鎮静法　63

つ

ツーピースインプラント　24

て

ディストラクション　72
テーパージョイント　85
デンタルフロス　97
低水準消毒　59
適応症　29

と

トランスファーコーピング　81

トルク値　41
トロント会議　26
ドレーピング　61
疼痛　108
糖尿病　33
同種骨　69
動揺　99
動揺度検査装置　42

な

軟組織のマネジメント　63

に

二次固定　41
二次手術　4, 38, 66
肉芽組織期　41
2回法　7, 37, 64
2回法インプラント　24

ね

熱損傷　106
粘膜骨膜切開　64
粘膜骨膜弁　64

の

ノンクリティカル器材　58
脳血管障害　105

は

ハイドロキシアパタイト　5, 8, 69
ハイドロキシアパタイトコーティング　4, 8
ハンスフィールド値　48
バーアタッチメント　23, 77
バイタルサイン　62
バットジョイント　85
パッシブフィット　91
歯ブラシ　96
半月裂孔　10, 72

ひ

ヒーリングアバットメント　66
ビスフォスフォネート系薬剤使用患者　34
皮質骨　12
微小間隙　23, 114
微小動揺　5, 23, 41
表面処理　5, 8
貧血　33

ふ

ファセット　102
フィブリン　7
フレームワークの製作　90
ブラキシズム　102
ブラッシング　96
ブリッジとの比較　20
ブレードタイプ　4
ブロック骨移植　69
プラークコントロールレコード　98
プラットフォームシフティング　25
プロービングデプス　98
プロービング時の出血　98
プロフェッショナルケア　96

へ

ベニアグラフト　69, 70
ペリオテスト値　41
ペリオテスト®　42

ほ

ホーニア　96
ボーンアタッチメント　23, 77
ボーンアンカードブリッジ　76, 78
補綴学的合併症　110
補綴学的検査　46
補綴学的検査　48

ま

マイクロギャップ　23, 114

127

ま
マイクロムーブメント　23, 41, 79
麻酔法　63
埋入位置　50
埋入窩　65
埋入本数　51

め
メインテナンス　40, 96
メンブレン　70
滅菌　58, 59

も
モニタリング　62

ゆ
遊離骨移植　94
遊離粘膜移植術　73

よ
用手洗浄　60
陽極酸化処理　8

ら
卵円孔　15

り
リコール　98
リスクファクター　31
リトリバビリティー　77
リン酸三カルシウム　5, 69

れ
レプリカ　81

ろ
ロケーターアタッチメント　23, 77

わ
ワンピースインプラント　23
若木骨折　72

A
Albrektssonらのインプラント治療成功基準　26

B
Bisphosphonate-related osteonecrosis of the jaws　34
BOP　98
BP系薬剤関連顎骨壊死　34
BRONJ　34

C
CAD/CAM応用のアバットメント　25
CAD/CAM法　91
CIST　116
clenching　102
Co-Cr-Mo合金　4
CT値　48

E
EOガス滅菌　59

F
fascet　102

G
GBR法　70
grinding　102
guided bone regeneration　70

H
H.U.　48
HA　4, 8, 69
HAコーティング　4, 8

I
implant stability quotient　41
ISQ　41
ISQ値　41

J
Jグラフト　70

L
Lekholm & Zarbの分類　48

M
Mischの分類　48

N
NIHハーバード会議　26

O
osseointegration　2, 6

P
passive fit　91
PCR　98
PTV　41

R
remodeling　7

ギリシャ文字
β-TCP　69

【監修者略歴】
高森　等
1973年　日本歯科大学卒業
1977年　日本歯科大学大学院修了
2005年　日本歯科大学歯学部附属病院口腔外科教授
2009年　日本歯科大学附属病院インプラント診療センター教授
2015年　日本歯科大学名誉教授

佐藤　淳一
1981年　鶴見大学歯学部卒業
1987年　鶴見大学大学院修了
2001年　鶴見大学歯学部附属病院口腔顎顔面インプラント科准教授

歯学生の口腔インプラント学　　　ISBN978-4-263-4578-8

2014年8月20日　第1版第1刷発行
2016年1月20日　第1版第2刷発行

監修　髙森　　等
　　　佐藤　淳一
発行者　大畑　秀穂

発行所　医歯薬出版株式会社
〒113-8612　東京都文京区本駒込1-7-10
TEL（03）5395-7638（編集）・7630（販売）
FAX（03）5395-7639（編集）・7633（販売）
https://www.ishiyaku.co.jp/
郵便振替番号　00190-5-13816

乱丁，落丁の際はお取り替えいたします　　　印刷・教文堂／製本・皆川製本社
© Ishiyaku Publishers, Inc., 2014. Printed in Japan

本書の複製権・翻訳権・翻案権・上映権・譲渡権・貸与権・公衆送信権（送信可能化権を含む）・口述権は，医歯薬出版㈱が保有します．
本書を無断で複製する行為（コピー，スキャン，デジタルデータ化など）は，「私的使用のための複製」などの著作権法上の限られた例外を除き禁じられています．また私的使用に該当する場合であっても，請負業者等の第三者に依頼し上記の行為を行うことは違法となります．

JCOPY〈（社）出版者著作権管理機構　委託出版物〉
本書をコピーやスキャン等により複製される場合は，そのつど事前に（社）出版者著作権管理機構（電話 03-3513-6969，FAX 03-3513-6979，e-mail: info@jcopy.or.jp）の許諾を得てください．